老年护理手册丛书

老年用药护理手册

主　编　林　琳　王永凤

副主编　魏　磊　刘月梅

编　委　(以姓氏笔画为序)

　　　　王永凤　牛玉琴　卢纯青

　　　　刘　颖　刘月梅　李　玲

　　　　张　梦　林　琳　魏　磊

中国健康传媒集团

中国医药科技出版社

内 容 提 要

本书为"老年护理手册丛书"之一,介绍了老年人常见病的用药知识和用药护理的相关知识。该书文字通俗易懂,有较强的针对性、实用性及可操作性,而且查阅方便,读者在日常生活中遇到用药问题,便可从本书中找到答案,对于老年人的健康养生、卫生保健和防病治病等方面都有实用价值,能够为老年人合理和安全用药提供帮助。

本书供从事老年人医务工作者使用,也可作为家庭保健参考书。

图书在版编目(CIP)数据

老年用药护理手册 / 林琳,王永凤主编 . —北京:中国医药科技出版社,2018.4

(老年护理手册丛书)

ISBN 978 - 7 - 5214 - 0024 - 3

Ⅰ.①老… Ⅱ.①林… ②王… Ⅲ.①老年人 – 护理学 – 手册②老年病 – 用药法 – 手册 Ⅳ.①R473.59 – 62

中国版本图书馆 CIP 数据核字(2018)第 050363 号

美术编辑 陈君杞
版式设计 张 璐

出版 **中国健康传媒集团** | 中国医药科技出版社
地址 北京市海淀区文慧园北路甲 22 号
邮编 100082
电话 发行:010 – 62227427 邮购:010 – 62236938
网址 www.cmstp.com
规格 710×1000mm ¹⁄₁₆
印张 9
字数 134 千字
版次 2018 年 4 月第 1 版
印次 2023 年 2 月第 2 次印刷
印刷 三河市百盛印装有限公司
经销 全国各地新华书店
书号 ISBN 978 - 7 - 5214 - 0024 - 3
定价 **29.00 元**

前 言 PREFACE

　　健康长寿是人们美好的愿望，搞好老年人健康工作有着十分重要的意义。随着人们的平均寿命逐渐提高，人口老龄化已成为当今世界发展的必然趋势。据估计，全球 65 岁以上的人群每年以 2.4% 的速度增长，我国也有类似的情况。目前，我国 60 周岁及以上的老年人口已经达到 2.3 亿，占总人口的 16.7%，并以年均 3% 的速度增长，我国老年人口等于整个欧洲老年人口的总和。据调查资料显示，2050 年，我国老年人口将占总人口的 30%。老年问题已经成为社会问题。老年人口的增加是社会进步与发展的表现，但是随着老年人口的增加，如何加强卫生保健，以使他们健康长寿，已是当前医疗保健、社会科学各方面的重要课题。

　　衰老是不可抗拒的自然法则，衰老是人生命活动中一个渐进的过程，有的变化甚至从幼儿期就开始了。进入老年之后，代谢功能的降低是其生理特点之一，尽管这个进程快慢会因人而异。许多疾病的发生率是随着人们年龄的增大而提高，人老病多，特别是慢性疾病的发病会增加。

　　对老年人来说，"医疗卫生保健" 显得十分重要，尤其是老年人学会应对和预防常见疾病已是当务之急。为了帮助老年朋友做到无病早防、有病早治，提高我国老年人的医疗卫生保健水平，确保老年人的身体健康，同时为家属和护理人员提供实践的理论指导，我们邀请相关专家教授编写了这套《老年护理手册》丛书，希望能为老年医务工作者提供有效的护理指导。

编 者
2017 年 9 月

目 录 CONTENTS

第一章　人口老龄化的挑战

随着社会的进步，经济的发展和生活水平的不断提高，人类的平均寿命日益增长，人口老龄化将成为 21 世纪的重大的社会问题和人们普遍关心的热点。

一、老年人与人口老龄化

（一）人口老化的有关概念

1. 老化　即衰老，是所有生物种类在生命延续过程中的一种生命现象。人体从出生到成熟期后，随着年龄的增长，在形态和功能上发生进行性、衰退性变化，称为老化。其特征如下。

（1）累积性：老化是在日复一日、年复一年的岁月变迁中，一些机体结构和功能上的微小变化长期积累的结果，一旦表现出来，不可逆转。

（2）普遍性：老化是多细胞生物普遍存在的，是同种生物在大致相同的时间范围内都可表现出来的现象。

（3）渐进性：老化是一个循序渐进的演变过程。同一物种所表现出来的老化的征象相同，环境因素只能影响老化的进程，或加速老化，或延缓老化，但不能阻止老化。

（4）内生性：老化源于生物固有的特性（如遗传），不是环境造成的，但受环境的影响。

（5）危害性：老化的过程是机体的结构和功能衰退的过程，往往对机体生存不利，容易使机体感染疾病，最终导致死亡。

这就是所谓老化的丘比特（Cupid）标准。由此可见，老化是从生殖成熟后才开始或加速的、是可以预计的，具有累积性、普遍性、渐进性、内生性和危害性的生命过程。在此过程中，机体越来越容易丧失正常功能、感染疾病，最终

1

死亡。

2. 增龄 也称加龄，指成熟期以后，因年龄增加所致的机体一系列变化。在一般情况下，老化、增龄等名词可互相替代。

3. 老征 指的是老年期变化的表现，如老化过程中，头发变白、视力退化、皮肤发皱、脊柱弯曲等。老征用于评价老化的程度。

4. 年龄 年龄是以时间为单位计算人类个体生存期间的概念。老年医学中，表示年龄的方法不尽相同，通常用时序年龄与生物学年龄两种表示法。

（1）时序年龄（实际年龄）：以时间表示自出生以后经历期间的个体年龄。时序年龄按出生年、月、日计算，取决于出生时期的长短。

（2）生物学年龄（生理年龄）：是指人口老龄化终将使人口类型发展为老年人口的年龄。取决于组织器官的结构与功能老化的程度，是反应器官功能状况的一个指标。

5. 老年人口 是指人口年龄结构的实况，属于静态人口现象。

6. 人口老龄化 是指老年人在总人口所占的比例不断增长的过程。即人口中大于65岁的老人超过7%或大于60岁的老人超过10%，0～14岁年龄组的人口少于30%，年龄的中位数大于30%。实际上就是各年龄组人口的比例关系，属于人口的动态概念，并非绝对量的增长。

（二）老龄化社会的划分标准

为便于不同人口年龄结构的地区和国家之间进行对比，需要有一个统一标准的老年人口年龄起点。通常用老年人口系数即大于60岁的人数占总人数的百分比作为判断标准。世界卫生组织（WHO）针对发达国家和发展中国家的状况，制定了不同的人口老龄化国家（地区）标准：发达国家将65岁以上人口占总人口比例的7%以上定义为老龄化社会（老龄化国家或地区）；发展中国家将60岁以上人口占总人口的10%以上，定义为老龄化社会（老龄化国家或地区）（表1-1）。

表1-1 两种老龄化社会的划分标准

分　类	发达国家	发展中国家
老年界定年龄	65岁	60岁

续表

分　类	发达国家	发展中国家
青年型（老年人口系数）	<4%	<8%
成年型（老年人口系数）	4%～7%	8%～10%
老年型（老年人口系数）	>7%	10%～12%

二、老年人的年龄划分

（一）老年人年龄界限

世界卫生组织（WHO）对老年人年龄的划分有两个标准：在发达国家将 65 岁以上的人群定义为老年人，而在发展中国家（特别是亚太地区）则将 60 岁以上人群称为老年人。

（二）老年期的划分标准

老年期常常被视为生命中的一个阶段，事实上对老年期还可以再划分为不同阶段。

1. 我国老年期的划分标准　我国关于年龄的划分界限自古以来说法不一，民间多用三十而立，四十而不惑，五十而知天命，六十花甲，七十古稀，八九十为耄耋。现阶段我国老年人按时序年龄分期的划分标准如下：45～59 岁为老年前期，60～89 为老年期，90 岁以上为长寿期，分别称之为中老年人、老年人和长寿老人。

2. WHO 老年期的划分标准　根据现代人生理、心理上的变化，WHO 提出了老年期的划分标准（表 1-2）。

表 1-2　WHO 及我国老年期的划分

WHO 划分标准	我国划分标准
45～59 岁中年人	45～59 岁老年前期（中老年人）
60～74 岁年青老人（the Young old）	60～89 岁老年期（老年人）
75～89 岁老年人（the old old）	90 岁以上非常老的老年人（the very old）
90 岁以上长寿期（长寿老人）或长寿老年人（the longevous）	100 岁以上长寿期（百岁老人）

这个标准兼顾发达国家和发展中国家的不同情况，既考虑了人类平均预期寿

命不断延长的发展趋势，又考虑到人类健康水平日益提高的必然结果。WHO 的标准将逐步取代我国和西方国家现阶段划分老年人的不同的通用标准。中国国家统计局在发表老年人口统计数字时，为了兼顾国内问题研究和与国外统计数字相匹配的需要，常常以 60 岁和 65 岁两种标准同时公布。

三、 度量人口老化的指标

（一）老年人口系数

是常用的表明人口老化的指标，是指老年人在某国家或地区的总人口构成中所占比例。计算公式为：

老年人口系数（％）＝60（或 65）岁以上老年人口数÷总人口数×100%

（二）老少比

即老年人口数与少年儿童人口数之比。计算公式为：

老少比 ＝ >60 岁人口数÷（0~14）岁人口数×100%

（三）年龄中位数

即将全体人口按年龄自然序列分成数目相等的两部分，处于中间位置的人口的年龄。计算公式为：

年龄中位数 ＝中位数组的年龄下限值＋（人口总数/2 －

中位数组之前各组人数累计）×组距

中位数愈大，人群中高龄者愈多；现今多数发达国家年龄中位数已达 40 岁。

（四）高龄老人比

>80 岁的人群占 >60 岁人群的比例，也称长寿水平。该指标 >20% 即为高水平，现今发达国家的高龄老人比均已达 20%~25%。

四、人口老龄化发展趋势

老龄化是世界人口发展的普遍趋势，是所有发达国家的共同现象，是科学与经济不断发展进步的标志。21 世纪人口发展的特点是发展中国家的人口老龄化快速增长，发达国家 80 岁以上人口比例增高尤其明显。

（一）世界人口老龄化的现状和趋势

1. 世界人口老龄化的速度加快 人口老龄化与总人口的增长密切相关。第二次世界大战以后，由于相对和平时间较长，给予了人类前所未有的社会科技和经济发展的机遇，良好的和平环境使世界人口迅速膨胀，1900 年世界实际人口为 17 亿，1965 年达到 33 亿，1987 年 7 月 11 日被联合国确定为"第 50 亿人口日"。据联合国统计，最近几年，世界人口老龄化日趋严重，世界 60 岁以上的老年人口以更快的速度增长，1900 年为 1 亿，1950 年达 2.1 亿，1985 年则为 4.3 亿，2000 年达 5.9 亿，2002 年已达 6.29 亿，占全世界人口的 10%。1985 年，法国成为世界上第一个老龄化国家，全世界 190 多个国家和地区中，有 60 多个已经进入老龄化国家的行列。

2. 发展中国家老年人口增长速度快 目前世界上 65 岁老年人每月以 80 万的速度增长，其中 66% 发生在发展中国家，2000 年发展中国家的老年人口数占全球老年人总数的 60%。现在，发展中国家的老年人口增长率是发达国家的两倍，也是世界总人口增长率的两倍。

3. 人口平均预期寿命不断延长 人口平均预期寿命是指通过回顾性死因统计和其他统计学方法，计算出一定年龄组的人群能生存的平均年数。一般常用出生时的平均预期寿命作为衡量人口老化程度的重要指标。目前，全世界平均预期寿命最长的国家是日本，其男性为 78 岁，女性为 83 岁，平均 80 岁。我国平均预期寿命男性为 67 岁，女性为 71 岁。值得注意的是，这里所说的平均预期寿命强调的是从出生时所存在的生存概率，并未考虑生活质量，因此需将平均预期寿命与健康预期寿命加以区别。

4. 世界人口老化的区域分布不均衡 几十年来，在世界各主要地区中，欧洲一直是老年人口比例最高的地区。目前世界上老龄化问题最严重的国家是意大利，60 岁以上人口 1400 万，占总人口的 25%；德国为 2000 万、日本为 3100 万，占总人口的 24%；西班牙为 900 万，占总人口的 22%；英国为 1200 万、法国为 1200 万、澳大利亚为 200 万，占本国人口总数的 21%。而赤道几内亚、洪都拉斯、玻利维亚和巴拉圭等国家的老龄化问题最轻。

5. 女性老年人增长速度快 一般而言，老年男性死亡率高于女性。性别间的死亡差异使女性老年人成为老年人口中的绝大多数。如美国女性老人的平均预期寿命比男性老人高 6.9 岁，日本为 5.9 岁，法国为 8.4 岁，中国为 3.4 岁。

6. 高龄老年人（75 岁以上老人）增长速度快 全世界的高龄老人占老年人口的 16%，其中发达国家占 22%，发展中国家占 12%。我国 75 岁以上老人每年以平均 3.62% 的速度增长，仅次于巴西；日本高龄老人增长速度也快。预计到 2025 年，每 3 个日本老年人中就有一个高龄老人。

（二）我国人口老年化的发展时期与特点

我国是世界上人口最多的国家，也是老年人口最多的国家。目前中国人口结构已经进入老年型。预计到 2040 年，65 岁及以上老年人占总人口的比例将超过 20%。同时，老年人口高龄化趋势日益明显，80 岁及以上高龄老人数量以每年 5% 的速度增加，到 2040 年将增加到 7400 多万人。我国人口老龄化现状有以下特征。

（1）我国老龄人口绝对值居世界首位：由于我国人口基数大，人口预期寿命日益延长，老年人逐年增加，占世界老年人口总数的 1/5，占亚洲老年人口的 1/2。到 2025 年将达到 24%。届时，世界上每 4～5 个老年人中，就有一位中国老人。

（2）人口老龄化发展速度快：我国是世界上人口老化速度最快的国家之一。我国人口年龄结构从成年型进入老年型仅用了 18 年左右的时间，与发达国家相比，速度十分惊人。据 1998 年联合国卫生组织人口资料，65 岁以上人口比重从 7% 上升到 14%，法国用了 127 年，瑞典为 85 年，美国为 72 年，英国为 47 年，日本为 24 年，而中国将用 25 年左右。

（3）我国老年人口的女性化程度比较高，老年人口性别比低、年龄结构轻：60～69 岁的低龄老人占老年人人口的 61.48%。

（4）由于历史的原因和传统文化的影响，我国老年人口的文化素质低、离婚率低，婚姻状况较稳定。

（5）老龄人口高龄化趋势十分明显：人口学中认定，60～69 岁为低龄老年人口，70～79 岁为中龄老年人口，80 岁以上为高龄老年人口。我国高龄老年人口以每年 5.4% 的速度增长，高龄人口已从 1990 年的 800 万增长到 2000 年的 1100 万，到 2020 年将达到 2780 万。

（6）老年人口的区域分布不均衡：在东部经济发达地区和大中城市，人口已经进入老龄化阶段。上海、北京、天津、江苏和浙江在全国已率先迈入"老年型"省市的行列，已超过现在发达国家人口老龄化的程度。而在中西部地区，人口老龄化的程度则偏低。

（7）农村人口老龄化的问题也日益突出：虽然人口老龄化程度农村低于城市，但老年人口中农业人口比重大。加之，农村越来越多的青壮年携带子女流入城镇，因此，城乡老龄化的程度正趋于接近。由于城乡老年人的主要经济来源存在明显差异，城市里的老年人主要靠自己的收入来生活，而农村老年人口基本上不能享受退休金和公费医疗，其供养主要由家庭承担。因此，农村人口老龄化的问题也日益突出。

（8）我国人口未富先老，对经济发展带来很大的压力。发达国家经济发展在先，人口老龄化在后，先富后老。而我国是未富先老，人口老龄化对经济的压力很大。中国的老龄化的负担面临的是薄弱的承载能力，老年人的医疗保健将遇到严重的挑战，护理作为健康服务体系中的重要部分也将不可回避地面对这一挑战。

（三）人口老龄化带来的问题

1. 社会负担加重　老年人口负担系数（通常指 60 岁以上人口/15～59 岁人口的比例）1999 年为 1:8.2。人口老龄化使劳动年龄人口比重下降，老人的赡养比上升，导致劳动人口的经济负担加重；人口老龄化对投资、消费、储蓄和税收都带来相关影响。

2. 对保健服务需求增加　老年人口是社会的脆弱人群，无论是生理上，还是心理上，都存在各种各样的健康问题，除了有与其他人群共同的需求之外，还有一些特殊的需求，如饮食、运动、心理、精神等方面。因此对医疗、保健、护理以及生活服务的需求超过其他人群。

3. 社会文化福利事业的发展不能满足老年人的需要 我国经济不发达，社会福利及社会保障体系尚不完善，远远不能满足老龄化社会中老年人日益增长的需求。

4. 家庭养老功能减退，老年人将更多地依赖于社会 随着人口老龄化、高龄化、家庭少子化，家庭对老人的赡养能力减弱，养老负担越来越多地依赖于社会，以弥补家庭养老能力的不足。能否解决好老年人口问题关系到整个社会的发展与稳定。

5. 老龄工作水平低、资源不足 我国的老龄工作刚刚起步，基层服务网络薄弱，专业工作人员缺乏，老龄工作资源不足。另一方面，针对老年人的服务项目少，服务水平低，服务对象覆盖面窄，老年人的参与率和收益率不高。

6. 其他 我国老龄化速度快、老年人口数量大，经济不发达，保障体系不完善、社会养老机构不足，老年护理教育起步晚，技能型老年护理专门人才严重匮乏。

第二章　老年期面临形形色色的疾病威胁

健康长寿是人类自古以来的美好愿望，我国老龄人口的预期寿命已由新中国成立前的 35 岁延长至现在的 70 岁以上。然而，当今世界上长寿而不健康的情况十分严重。老年病发病率、致残率、死亡率高，加之老年人的五大健康问题：认知障碍、跌倒、大小便失禁、移动障碍、久病卧床致自理缺陷，不仅严重影响老年人的生命质量，也给未来一对独生子女负担 4 位老年人，即 4－2－1 的家庭养老模式，带来了巨大的精神压力和沉重的经济负担。同时，大多数老年病与长期不良的生活方式密切相关，健康教育和行为干预不仅是预防疾病的手段，也是糖尿病等慢性病的主要护理措施。为患有老年常见病、慢性病和丧失自理能力的老年人提供集医疗、预防保健、健康教育、康复、养老一体化的、综合的医疗保健服务，使老年慢性病得到合理控制，防止产生严重的并发症，对降低致残率和致死率，合理控制医疗费用，提高老年人生活质量，延长健康期望寿命具有十分重要的意义，这也对老年护理人员提出了更高的要求。因此，老年护理人员不仅要掌握老年人健康评估的方法，注意观察老年病的临床特点，还要重点做好老年人和照顾者的健康指导，改变不良的行为方式，才能达到健康老龄化的目标。

一、老年期的特点

老年病是指易发生于老年人的疾病。由于老年期的生理、心理等变化和长期不良生活方式的影响，同样的疾病发生在老年人身上，与青壮年相比，表现不尽相同，治疗和护理均有区别。老年期患病有其特殊性，存在着严重的三高一低的现象。

1. 患病率高　有研究纵向观察某医院病例 20 年，发现每位老年人平均患有 8.5 种疾病，住院患者中老年患者平均达 30% 以上，而老年疾病由于起病隐袭、多脏器疾病并存、进展快、并发症多、致残、致死率高，比一般人群更需要良好的医疗护理服务。

2. 致残率高 机体的老化和老年人感觉系统疾病、心脑血管疾病、骨关节疾病、认知障碍等疾病致残率高，严重影响了老年人自理状况和生活质量。

3. 死亡率高 老年患者死亡率高，主要死因有恶性肿瘤、脑血管疾病、心脏病、呼吸系统疾病、意外损伤跌落等。

4. 自理能力差 健康期望寿命（ALE）是指老年人日常生活自理能力保持良好的状态，预期能维持的年限。WHO 认为它是评价老年人生活质量的一个重要方面。期望寿命的终点是死亡，而健康期望寿命的终点是日常生活自理能力（ADL）丧失。据 60 岁以上的老年人口分层、整群、随机抽样逐户生活能力调查，包括：①日常生活活动，包括穿衣、进食、室内走动、如厕和洗澡；②日常家务活动，包括购物、做饭、做家务和自理经济，如存、取款等。显示日常生活活动功能中，丧失率最高的是洗澡，其次是如厕；而日常家务活动中，丧失率最高的是购物、其次是自理经济和做家务。因此老年患者比一般患者更需要良好的医疗护理服务和健康指导。

二、 老年期常见疾病及健康问题

进入老年期，由于生理功能、代谢及形态结构均发生不同程度的变化，使老年人对体内外异常刺激的反应性、适应性、防御性及代偿能力等均出现不同程度的减弱。根据流行病学调查，老年人中心脑血管疾病、呼吸系统疾病及肿瘤性疾病较多见，其他如糖尿病、骨质疏松症、增生性骨关节病、前列腺肥大、慢性泌尿系感染、老年性白内障、意外损伤及骨折等也较常见。老年期常见疾病及主要健康问题见表 2 - 1。

表 2 - 1 老年期常见疾病及主要健康问题

主要原因	常见疾病	主要健康问题/合作问题
呼吸系统老化	老年性肺炎、肺结核、慢性阻塞性肺部疾病（COPD）、肺癌、睡眠性呼吸暂停综合征	清理呼吸道无效、气体交换受损、活动无耐力、有窒息的危险、家庭应对无效

续表

主要原因	常见疾病	主要健康问题/合作问题
循环系统老化	慢性心力衰竭、心绞痛、原发性高血压、老年性低血压、心律失常、慢性肺源性心脏病、静脉曲张	疼痛、活动无耐力、心输出量减少、体液过多、皮肤完整性受损、有受伤的危险
消化系统老化	牙周病，口腔黏膜干燥症，慢性胃炎，溃疡病，反流性食管炎，急、慢性胰腺炎，胆囊炎，胆石症，常见肿瘤	吞咽困难、误吸、哽噎、便秘、大便失禁、体液不足、恶心、呕吐、疼痛、营养失调、潜在并发症
泌尿系统老化	尿路感染、慢性肾功能不全、肾肿瘤、前列腺增生症、尿潴留、尿失禁	社交障碍、自我形象紊乱、体液不足、体液过多、个人或家庭应对无效
生殖系统老化	老年性阴道炎、围绝经期综合征	调节障碍
血液系统老化	贫血、慢性淋巴细胞性白血病	无能为力、有感染的危险、营养失调
内分泌代谢失调	甲亢、糖尿病、痛风、高脂血症、糖尿病肾病、糖尿病足、超重	营养失调、维护健康能力改变
运动系统老化	老年性骨关节炎、颈椎病、腰腿痛、骨质疏松症	自理缺陷、躯体移动障碍、有受伤的危险
神经、精神系统老化	脑缺血、脑卒中、老年性忧郁症、帕金森氏综合征、老年性痴呆	认知障碍、思维过程改变、精神困扰、自理缺陷、语言沟通障碍、睡眠形态紊乱、家庭应对无效
感觉系统老化	老年性白内障、青光眼、老年性重听、糖尿病视网膜病变	感知改变、听力障碍、视力减退、自理缺陷、有受伤的危险、社交障碍、恐惧、焦虑
中毒、理化因素的影响	药物的副作用、中暑、低温症	有中毒的危险、体温调节障碍
心理、社会因素的影响	忧郁、焦虑、自杀倾向、退休综合征、高楼综合征、空巢综合征	家庭作用改变、角色紊乱、精神困扰

三、 老年疾病的临床特点

老年人患病的临床表现与一般成人比较，常有以下特点。

（一）与不良的生活习惯有关

老年人一般好静少动，渐致运动耐力降低，往往掩盖心、肺疾病所致的胸

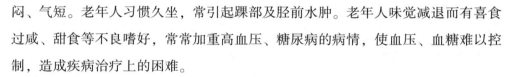

闷、气短。老年人习惯久坐，常引起踝部及胫前水肿。老年人味觉减退而有喜食过咸、甜食等不良嗜好，常常加重高血压、糖尿病的病情，使血压、血糖难以控制，造成疾病治疗上的困难。

（二）老年人患病时病史采集困难

老年人由于听力减退，记忆力降低，感觉功能低下、语言困难，理解能力和思维能力迟缓，常造成采集病史困难。老年人由于对疾病表现的敏感性差且家庭成员及邻居提供的情况又不够全面和确切，所以采集的病史参考价值较小。因此，对老年病病史的采集必须耐心、细致、全面。

（三）临床表现不典型

由于老年人感受性较低，往往疾病已发展到严重程度，老年人也无明显不适或仅表现为生活规律的变化，容易造成漏诊、误诊，临床工作中必须高度重视。

（1）老年人严重感染时只有低热，甚至不发热，出现高热者很少见。如老年人肺炎，为老年人十大死因之一。老年人发生严重肺炎时可以很隐匿，常无肺部症状或仅表现为生活规律发生变化。如起床较平常迟，食欲差，精神萎靡不振或嗜睡等；有的表现为脱水或突然出现意识障碍等较明显症状。但很少出现发热、咳嗽、胸痛或咳痰等症状，早期很少能在胸部听到啰音，极易误诊。

（2）老年人对寒冷刺激的反应也差，因此容易发生低温损伤且不能自知。

（3）老年人对痛觉的敏感性减退，所以心肌梗死时可以无痛，胆石症和阑尾炎的疼痛可以很轻。无症状菌尿、无腹肌紧张的内脏穿孔等也多见于老年人，容易造成漏诊、误诊。

（4）老年甲状腺功能亢进患者中，仅有少数人出现激动、烦躁不安、食欲亢进等兴奋性、代谢性增高的表现，有眼部症状、体征征象者较少。老年甲状腺功能减退可以心包积液为首发表现，容易造成误诊。

（5）老年人肿瘤性疾病的发病率随年龄增大而增加，但肿瘤性疾病的症状却极不典型或没有症状，常延误诊断，直至晚期方能确诊。

（四）多种疾病同时并存

老年人易同时患有多种疾病。全身各系统生理功能均存在程度不同的老化，防御功能及代偿功能均降低，表现如下。

（1）同时患有多种疾病如既有冠心病又有原发性高血压，同时还有慢性支气管炎、胆石症、糖尿病、良性前列腺增生等。

（2）同一脏器易发生多种病变如冠心病、高血压病、肺心病、老年传导系统或瓣膜的退行性病变可以同时存在。由于同一老年人患有多种疾病，累及多个脏器，使临床表现变得更为复杂而且不典型，给诊断和治疗带来困难。

（3）由于老年人常多种疾病同时并存，所以常因一种疾病改变、掩盖或干扰另一种疾病的临床表现。如严重贫血掩盖慢性淋巴细胞性白血病，同时还存在因贫血导致的心脏功能不全。

（4）各系统及器官相互联系密切，一个系统发生疾病，另一或两个系统随之发生异常。如脑血管意外，可导致心肌缺血及肺部吸入性肺炎。

（5）同时存在数种疾病时，某一种疾病出现急性改变时，可使其他器官功能急骤发生障碍。如高血压老年人同时心血管及脑血管存在不同程度的动脉硬化，当血压突然升高时，可导致脑血管意外及缺血性心脏病加重。

（6）各种症状的累积效应随年龄增加而增加。如糖尿病是一种代谢性疾病，但在老年期可能同时存在肝脏疾患、肾脏功能障碍、神经疾患、视网膜血管出血等糖尿病性视网膜疾患等，这种累积障碍导致老年人心理负荷加重，致全身状态急剧下降。

（7）免疫功能障碍易导致多种疾病同时发生，如癌症、严重贫血、营养缺乏等。

（五）易产生并发症

老年人患病后，由于患病时各脏器代偿功能低下及组织结构发生退行性变化，易出现各种合并症，甚至发生脏器功能衰竭。

1. 脱水和电解质紊乱　老年人口渴中枢敏感性减低，常处于潜在性脱水状态，患病时更容易并发水和电解质平衡失调。老年人随年龄增加，代谢组织、体细胞数均逐渐减少，常因某种轻微原因可使水盐代谢紊乱，且较难调整，导致死亡。老年人对口渴中枢反应迟钝，饮水量不够，尤以气温高的季节，易发生缺水性脱水。当发生频繁呕吐、腹泻，同时合并发热或消化液引流、大量失血时，也可发生缺水性脱水。缺水性脱水时常合并电解质紊乱，易同时发生缺盐性脱水。此外由于水盐代谢障碍，严重时导致酸碱平衡紊乱，易使老年人出现意识障碍及其他合并症。

2. 运动障碍 运动障碍因发生原因不同，出现运动障碍的严重程度也不同。如骨性关节炎、各种骨关节疾病如类风湿性关节炎、痛风等均可出现运动障碍，这种运动障碍一般老年人还可生活自理。由脑血管意外引起的偏瘫时，可导致老年人卧床不起，生活自理困难。运动障碍的后果使肢体运动少或不运动，易发生骨质疏松、关节周围韧带及骨骼肌老化，加重运动障碍。

3. 大、小便失禁 老年人肛门括约肌功能减退，膀胱容积变小，膀胱括约肌老化等因素，使老年人易出现大、小便失禁。易见于老年各种疾病的终末期（见本书老年人排泄的护理一节）。

4. 压疮 多见于长期卧床，且肢体运动障碍的各种慢性疾病的老年患者。由于压疮护理不当又可发生其他合并症，如感染等。

5. 出血性体质及紫癜 这种紫癜与凝血机制无关，主要因皮下组织萎缩，轻微外力，可使皮下血管壁破裂出血。多见于上肢伸侧及前臂桡侧，手背部，下肢内、外侧。严重的出血多见于尿毒症晚期合并弥漫性血管内凝血者，此时不仅皮肤可见紫癜，还可见胃肠道出血、血尿等出血性素质的表现。

6. 易发生意识障碍 老年期脑的萎缩、神经系统功能减退、脑动脉硬化所致脑供血不足等，造成老年人患病时常以意识障碍为首发症状。其中最容易发生神经、精神系统的并发症，如各种程度的意识障碍（淡漠、抑郁、痴呆、昏迷或精神错乱、烦躁不安、谵语、狂躁等）。脑卒中、脑水肿、急性心肌梗死、病态窦房结综合征、肺水肿等可致血压下降引起意识障碍；其他，如糖尿病酮体中毒所致昏迷、糖尿病高渗性昏迷、低血糖、胃肠道大量出血、严重贫血、肺性脑病、急性或慢性肾衰竭、脱水、电解质紊乱、感染性休克均可于原发疾病发展至严重阶段时出现意识障碍。另外，还可见于使用中枢神经系统抑制性药物时，有的老年人可见突然意识消失。

（六）病程进展快

老年人的各种脏器功能和内环境稳定性减退，所以一旦发生疾病，其病情迅速进展、恶化，往往使临床医生措手不及。因此，对老年病必须给予及时、准确的诊断和及时、有效的治疗，以阻止病情的进展和恶化。由于老年人抵抗力减弱，所以老年病有时容易反复发作，对于同一部位反复发作的肺部感染，应考虑肺部肿瘤所致阻塞性病变的可能。

（七）可并发多脏器功能衰竭而导致死亡

老年人活动能力减低，加之患病时长期卧床，坠积性肺部感染、血栓形成、栓塞、关节挛缩与运动障碍、骨质疏松、肌肉失用性萎缩、直立性低血压、尿潴留或大小便失禁、压疮、出血倾向等常可同时发生。严重时常并发多脏器功能衰竭而导致死亡。同时，老年人在应激状态下，如大手术、严重创伤、感染、中毒等应激反应时，在短时间内可同时或相继发生两个或以上器官明显的衰竭。这种情况死亡率很高。发生多器官功能衰竭的疾病者多为冠心病急性发作引起的急性心肌梗死及严重的心律失常，癌症晚期合并广泛转移、肺部感染等。

（八）药物不良反应多

老年人同时患多种疾病，使用药物种类过多，常由于药物动力学等原因致医源性疾病，使药物不良反应增多（见老年人用药护理一节）。

老年病复杂多变的临床特点对老年护理人员在评估老年人的健康状况，观察病情变化，在院内、社区及家庭独立发现和处理老年人现存的、尤其是潜在的健康问题的能力提出了更高的要求。发达国家的老年护理人员往往接受过专门的教育与培训，美国等一些国家还制订了严格的执业标准，我国也制订了不同级别的养老员的标准，这些标准都有助于老年护理工作的推广和规范化。

第三章　老年人的健康评估

老年人的患病率高，身体功能都有不同程度缺损，但患有同一疾病的不同个体的健康状况却有很大差别。如何确定科学的评估（资料收集）框架、建立科学的评估思维、合理利用评估工具进行科学的量化评估，是确认老年人健康问题、实施科学的护理程序的关键。

第一节　老年人健康评估的内容与方法

老年人健康评估的方法和内容同一般患者的评估，另应注意以下方面。

（一）健康史

1. 现病史　仔细询问老人目前健康情况、日常活动能力，有无急性或慢性病。疾病发生的时间，其主要的症状有无加重，对日常生活所产生的影响，疾病的治疗情况及恢复程度。个人活动能力，尤其独立生活的能力，心理状况和参与社会活动情况。

2. 过去史　询问老人曾患过何种疾病，治疗及恢复情况。了解老人有无手术史、外伤史、食物及药物过敏史，以及参与日常功能活动和社会活动的能力。

3. 家族史　了解家族中有无遗传性疾病，家人的死亡年龄及死亡原因。如有无肿瘤、心血管疾病史，还需了解家庭人员尤其是老伴对其关心照顾情况等。

（二）身体评估

1. 身高、体重　老年人的身高从 50 岁起逐渐缩短，皮下脂肪减少，体重明显减轻。

2. 一般状况和形态　包括步态、活动度，有否体力活动丧失，是否出现行动不稳。

3. 生命体征　老年人可有以下特点：①体温比青年人稍低；②脉率接近正

常成年人；③呼吸次数比正常成人稍增多；④血压增高，收缩压一般在 140 ～ 160mmHg（18.6 ～ 21.3kPa），舒张压 70 ～ 90mmHg（9.2 ～ 12kPa）。

4. 体表 ①皮肤：老年人因弹性组织丧失，出现皱纹增加、老年表皮色素斑（老年斑）。老年斑通常见于脸部、手背、前臂、小腿、足背等处，呈边缘清楚、圆形或椭圆形、稍隆起似扁豆至蚕豆大小的淡褐色或黑色疣状物。由于汗腺、皮脂腺的萎缩和分泌减少，表皮粗糙而干燥。②头发稀少，白发或秃发。毛发变白，先后顺序为头发→鼻毛→睫毛。秃发从额或额顶部开始，逐渐扩展，最后累及颞、枕部。③指甲变黄、厚、硬，灰甲在足趾部更明显。

5. 头面部 ①眼睛及视力：由于脂肪减少，眼睛呈凹陷状。角膜外侧因脂质沉淀而形成一圈灰白色的环，称老年环。结膜呈现微黄，角膜敏感度降低，使角膜反射迟钝。眼的晶状体混浊，瞳孔缩小，视野缩小，眼部老化使老年人视力减退，出现"老花眼"。②耳及听力：外耳道萎缩，耳蜗纤毛细胞萎缩，小听骨萎缩出现老年性耳聋，甚至听力丧失。③鼻部：鼻腔黏膜干燥，嗅觉减退。④口腔：由于唾液腺减少，口腔黏膜干燥；毛细血管血流减少，口腔黏膜呈苍白色；味蕾减少；牙齿呈黄色，常有牙齿缺失。

6. 胸部 ①观察胸廓有无异常，有无乳头溢液和包块。听诊肺部有无啰音。老年人肺活量减低，纤毛运动下降，残气量增多，胸前后径增大，可致运动耐力下降，易发生肺部感染等。②检查心尖冲动位置、心界是否增大，有无杂音。老年人因心输出量减少，主动脉瓣硬化，易发生缺血性心脏病、心律失常，严重时出现心力衰竭。

7. 腹部 腹壁肌肉松弛，触诊较容易。注意腹部有无压痛，有无肿块，听诊肠鸣音有无亢进或减弱。老年人常出现肠功能减退。

8. 脊柱四肢 观察有无脊柱后弯，肌肉萎缩，骨关节触痛。

9. 神经系统 老年人因神经传导速度减慢，感觉敏感性下降，特别是四肢末梢"恢复正常"反射减慢，可出现动作不协调等。

（三）心理－社会评估

心理健康是反映健康的一个重要方面，也是最难确定和评估的方面。一般心理健康的测量包括行为失调，心理应激症状的频率和强度两方面的内容，获得这些信息最有效的方法是直接询问。

1. 认知状态评估

（1）外观：是否健康、整洁，外表与实际年龄是否相符。

（2）态度：是否合作，还是猜疑、害怕、有顾虑。

（3）活动能力：日常独立活动能力是矫健，还是迟钝、缓慢及其完成情况。平时的协调与适应能力。

（4）沟通：表情及语言、体态是否自然，语言表达能力、文字发音等是否正常。

（5）思维知觉：判断力、思维内容等是否正常。

（6）记忆力与注意力：短时或长时的记忆能力，学习新事物的能力及定向能力是否正常。

（7）高级认知功能：如计算能力、抽象思维能力等。

2. 压抑的评估 是否产生失望、食欲减退、消沉甚至有自杀想法等。

3. 自我观念的评估 自尊心、失落感等适应能力的变化。

4. 近期生活中应激事件的适应状况的评估 丧偶或丧失工作或生活方式、经济状况发生改变等。

5. 参与社会活动状况的评估 是否参与社会活动，包括其家庭或朋友间的娱乐活动。

（四）功能性评估

包括日常生活活动和工具式日常活动（独居生活能力）评估。

1. 日常生活活动（activities of daily life，ADL） 指个体每日需执行的洗澡、穿衣、如厕、转位、大小便控制、进食等活动。正常人应在毫无帮助情况下独立完成，老年人或因病造成身体功能受限的人，需要依赖他人或辅助器械方能完成。

2. 工具式日常活动或称独居生活能力（instrumental activities of daily life；IADL） 是指个体单独生活需要的一些基本能力或要素。独立生活能力包括：

整理家务、准备饮食、服药、处理金钱、购物、使用电话和大众交通工具、活动能力、持家能力等。

（五）评估的注意事项

1. 资料收集的环境　应选择较安静、优雅的场所，使老年人能在较舒适、轻松的环境中，自然地回答问题。

2. 资料收集时的态度　资料收集过程中，应做到尊重老人，讲话时应采用温柔、关心、体贴的语气提出问题。讲话的速度需稍慢些，面带微笑，使其有信任感，能更好配合。

3. 资料收集时询问时长　收集资料时询问要得体，必须要有耐心。因为老年人反应较迟钝，注意力不易集中，因此询问需要的时间会比普通人长。但应注意会谈时间不宜过长，否则会造成老年人因疲劳而产生不耐烦，造成资料的准确性和完整性受损。

4. 对认知功能障碍的老年人资料收集　可由主要照顾者或老伴一起参加，但主要仍应由老人自己回答，除非必要时可由他人协助提供资料。

5. 完整的老年人评估　是包括多方面，护理人员对老年人进行评估时一定要全面考虑，重点放在预防问题发生，而不是单纯处理已发生的问题。

6. 掌握与老年人交流的技巧

（1）语言交流：护士在使用语言交流时应做到：CLEAR，即 clarify（讲述清楚）、listen（认真倾听）、encourage（鼓励表扬）、acknowledge（表示感谢）、reflect and repeat（反应与重复）。

（2）非语言交流：护士在护理评估时还要注意观察老人的非语言交流，如表情、眼神、手势、坐姿等，并做到：SLEOR，即 sit squarely and smile（面对面坐、微笑）、lean towards client（身体倾向患者）、eye contact（目光接触）、open and approachable（坦率、平易近人）、relax（放松、自然、大方）。

7. 其他　1979 年美国护士协会提出，护士在实施评估、护理时应该关心患者的以下健康问题。

（1）个人生活自理能力受限，如不能自己梳洗、穿着、进食、如厕。

（2）休息、睡眠质量降低，呼吸、循环及其他系统功能减退。

（3）疼痛及不适。

（4）由于疾病或其他意外事件引起的情绪反应，如恐惧、焦虑、孤独、悲伤等。

（5）表达功能改变及语言障碍。

（6）判断及选择能力降低。

（7）由于健康情况不良影响个人的形象，如脱发、乳房切除、截肢等。

（8）感觉功能减退，如听觉、视觉、触觉、味觉、嗅觉功能减退。

（9）生活过程中出现的各种压力产生的不良身心反应。

第二节　老年人生活质量的综合评估

生活质量（quality of life，QOL）是在生物、心理、社会医学模式下产生的一种新的健康测量技术。在生物、心理、社会医学模式下，健康观认为健康是"一种完整的躯体心理状况和对社会良好的适应性，而不是有疾病和伤残"，而死亡率、期望寿命和发病率只是能反映躯体的健康，未考虑到人的心理及社会适应性。对于老年人这一特殊群体，慢性退行性疾病的患病率比较高，甚至成为不可避免的倾向，用患病作为衡量健康与否的唯一指标，敏感性更低。老年保健的目标不是追求延长生命，而是趋向于提高生命质量，达到健康老龄化。因为健康测量指标必须反映不断变化的健康问题，一种健康问题解决了，将促使人们去关心更深层次的健康问题，Morris 称此为"洋葱原则"，即逐层深入的原则。为此，人们开始探讨新的健康测量指标，生活质量评价就是在这种历史背景下产生的，它是健康测量发展的必然结果。

一、生活质量的概念和特点

生活质量这一术语最早出现于社会学领域，1929 年，威廉·奥格博（Ogburn Willam F）就对这方面的研究表示了极大的兴趣。1957 年密西根大学古瑞（Gurin）、威若夫（Veroff）和费尔德（Felod）联合几大院校进行了一次全国随机抽样调查，主要研究美国民众的精神健康和幸福感。海德雷·坎坎尔（Hadley Cantril）在 1965 年发表了 13 国关于生活满意程度和良好感觉比较的研究报告。他们认为生活质量是"对于生活及其各个方面的评价和总结，"其不但表达个人对生活总体的满意程度及对生活方面的感受，而且为研究个人生活各个方面（如婚姻、家庭、工作）的相对重要性提供了比较的基础和客观的评价的依据。

二、生活质量评估的内容及量表

生活质量是一个内涵非常广泛的概念，包括健康定义中生物、心理、社会三个方面的内容及其生活中方方面面。一般包含以下几方面的内容。

（一）躯体健康的评估

躯体健康（physical health）是生活质量评价最基本的内容。主要是从功能的角度反映老年人躯体健康状况。功能健康可影响到老年人心理健康水平，还可以影响到老年人社会适应能力。功能的评价可从日常生活功能的三个层次反应。

1. 基本的日常生活活动（activities of daily life，ADL） 其中包括正常人日常生活中所必须完成的动作，如吃饭、穿衣、上厕所、修饰打扮、上下床活动等，丧失这一层次的功能，即失去生活自理的能力。常用评估量表为巴氏量表（Barthel Index）。每一个单元若能独立完成得 10～15 分，若需帮助方可完成得 0～10 分。

2. 工具使用的生活活动（instrumental activities of daily life，IADL） 反映老年人社会适应能力，包括购物、处理金钱、做饭、做家务、旅游等内容，失去这一层次功能，则不能进行正常的社会活动，其活动范围将被限制在家庭狭小的区域内。

3. 高级日常生活功能（higher competence） 反映老年人的智能能动性和社会角色功能，失去这一层次的功能，将失去维持社会活动的基础。

（二）心理健康的评估

心理健康（psychological health）包含的内容中，反映正向健康的指标有生活满意度、总体幸福感，反映负向健康的指标有情感平衡量表、抑郁量表、焦虑量表、行为和认知功能评估等。

临床上最常用的老年人认知状态评估量表有由佛史丹（Folstein）提出的简易精神智力状态量表（Mini-Mental State Examination，MMSE），共分定向感（o-rientation）、记录能力（Registration）、注意力和计算力（attention and calculation trial）、回忆能力（recall）、抽象概念和语言能力（language trail）等几项来评估。满分是 30 分，答对 1 项给 1 分，答错没有分。若低于 23 分为轻度认知功能损伤，16 分以下为重度认知功能损伤。正常老人的平均得分为 27.6 分，痴呆 9.7 分，忧郁 19 分，情感障碍 25 分。国内多采用《简短精神状态量表》（中国修改本）。

情感平衡量表是由 10 个项目组成的小型心理测量工具，用以揭示一般人群对日常生活中的事件，正向或负向的心理反应，作为反映幸福度和心理健康的良好指标，该量表测定个人应付日常生活中紧张事件的能力而不能确定精神或心理障碍，后者在紧张状态解除时仍继续存在。量表是自填的得分量表（经常、有时、从不）最为常用。量表总分通过正向得分减去负向得分获得。

（三）社会功能的评估

社会功能（social function）包含两个不同的概念，社会交往（如访问朋友或走亲戚等）和社会支持。社会支持又分为情感支持和物质支持，前者对健康和生活质量更有作用。社会支持的测量结果代表了个人对某相互关系充分性的评价，包括可信赖并能向其倾诉心里话的人以及提供社会支持的数量。如果老年人受到别人的关心照顾和爱戴，并感到自己有存在的必要性，并能投身到丰富的晚年社会生活中去，则其社会健康状况良好。

（四）角色功能的评估

角色功能（role function）是指从事正常角色活动的能力，包括正式的工作、社会活动、家务活动等。角色功能受限的影响因素主要来源于躯体健康，但严重的心理障碍也可破坏其承担特定角色功能的能力。

（五）主观健康的评估

主观健康（general perceived health）也可称为自我评价的健康，是健康测量和生活质量评价中广泛应用的指标。这个指标是基于对自身健康的认识，反映出对自身健康的评价。主观健康是一个非常好的综合指标，可反映躯体功能、心理健康、患病情况等生活质量总体状况。该指标也是反映人群健康状况的良好指标，并能揭示卫生服务需求和利用的程度。主观健康的测量可以用以下四个指标。

（1）确认健康，即调查时被询问者对当时自身健康状况的认识。

（2）比较的健康是指与同龄人相比自身健康状况如何。

（3）对自身健康的预测。

（4）对健康问题的担心程度等。

（六）影响健康的主客观因素的评估

（1）生活质量研究除反映健康的全部内涵外，还要收集各种生活中的主客观信息，如经济状况、住房情况、家庭关系、邻里关系等方面信息。

（2）慢性病的患病情况及伴随的症状、卫生服务和社会服务的可及性、社会福利政策等。

（七）文化评估及文化休克

1. 定义　文化（culture）是特定人群为适应社会环境和物质环境而形成的共同的行为和价值模式，包括知识、信念、艺术、习俗、道德、法律和规范。

2. 文化休克（culture shock）　是个人生活在一个陌生的文化环境里所产生的迷惑与失落的经历。住院患者因病住院，从一个熟悉的环境进入一个陌生的环境，由于医患沟通障碍、日常活动改变、与家人分离的孤独、习惯与信念的差异等因素造成对患者的压力，称为住院患者的文化休克。

（1）原因：个体从一个环境到另一个环境，由于沟通障碍，日常活动改变，孤独，风俗习惯、态度、信仰的差异等各种因素导致个体产生生物、心理、情绪三方面的反应。文化休克是精神紧张综合征的一种，可见于老年人生活环境突然改变（住院、从农村进入城市、国外探亲、定居）等。

（2）分期：①陌生期：患者刚刚入院，对医院里的医生、护士、环境、设备都很陌生，对自己即将要进行的检查、治疗也很陌生，可能会接触很多新名词，如备皮、X线胸部透视、磁共振等。②清醒期：患者开始意识到自己将长时间在此停留，对自己疾病的治疗转为担忧，因思念家人而焦虑，不得不改变自己的习惯而产生受挫折感。此期是住院患者文化休克综合征中最难渡过的阶段。③适应期：患者经过一系列的调整和习惯，开始从心理上、机体上及精神上适应环境。

（3）文化休克的症状：主要表现为焦虑、恐惧、沮丧、绝望等情感反应，虽缺乏特异性，但结合临床通常不难判断。

3. 文化评估　在老年人健康评估中的作用护理是一个护—患之间相互作用的过程，因此，在整个护理过程中护士首先要认识到患者可能与自己分属于两个不同的文化背景，因而对健康观念、求医方法、习惯与传统的治疗方法均存在认识上的文化差异，这有助于护士去探索影响患者健康的各种文化因素，如饮食习惯、生活方式，也有助于护士克服自己的文化局限性。其次，文化评估还促使护士制定出符合老年患者文化背景、切合实际的护理措施。

三、生活质量评估的意义

生活质量是比健康更广的概念，除了健康的内容外，生活质量还包括住房质量、生活水平、邻里关系、工作满意程度等人在社会中所经历的各个方面。生活质量测量评价方法作为一种新的健康测量和评价技术，有其独特的优越性，这体现在以下几个方面。

（1）生活质量是多维的，不但包括躯体健康、心理健康、社会适应能力，还包括其生存环境的状况，如经济收入情况、住房情况、邻里关系、工作情况、卫生服务的可及性、社会服务的利用情况等诸方面。

（2）生活质量不但测量负向健康，也反映健康积极的方面。

（3）生活质量更注意疾病造成的结果，为卫生服务和社会服务需求提供了间接的依据。

（4）生活质量评价的主体是被测量者。在以往的健康测量中，医生、护士及流行病学家往往是健康测量的主体，通过躯体健康检查和心理测量来确定躯体和心理疾病是否存在。在新的医学模式下，人们不仅被视为生物的人，也被视为一个社会的人，所以人的切身感受受到很大重视，动摇了医务人员在健康测量中的垄断地位。现场调查和自填式问卷调查中，患者或被调查者的应答成为健康资料的重要来源。心理状况测试中测量主体的变化体现得尤其充分。

（5）传统的健康测量主要是以物理检查、生化检测、免疫学实验作为反映健康的主要手段，而未顾及受试对象对本身健康状况的评估。生活质量研究在利用各种诊断结果的同时，也搜集被测量者的主观感受资料。可获得其他检查方法不能得到的信息，如疼痛、情绪、满意度、幸福感、对自身健康状况的认识等。获得资料方式简单、便利、费用低，且不会给受试者造成躯体的痛苦。同时，因为主观感觉决定和影响其利用卫生服务的可能性，主观感觉提供了卫生服务需求的信息。

（6）生活质量评价既可反映群体健康，又可揭示个体生活质量的高低。不仅可反映特定人群总的健康水平，而且可对个体健康状况进行测定。

第四章　有关药品的那些事

一、药品名称

1. 药品名称的重要性　药品名称是药品标准的首要内容，药品的有序流通客观上需要统一规范的药品名称。

2. 药品命名原则　国家药典委员会"药品命名原则"主要遵循如下通则。

（1）药品名称包括中文名、汉语拼音名、英文名三种。

（2）药品的名称应科学明确、简短，不用代号、政治性名词及容易混同或夸大疗效的名称。

（3）药品的英文名应尽量采用世界卫生组织拟订的国际非专利药名。

（4）药品的商品名（包括外文名和中文名）不能用作药品通用名称。

3. 药品名称种类

（1）通用名：国家药典委员会按照"中国药品通用名称命名原则"制定的药品名称为中国药品通用名称。

（2）商品名（商标名）：是不同厂家生产的同一药物制剂可以起不同的名称，商品名具有专有性质，不得仿用。商标名通过注册即为注册药名，常用®表示。商品名是市场竞争的结果，药品质量的标志和品牌效应的体现，也是保护专利的一项重要措施。药品的包装、说明书等在使用商品名时，必须注明通用名。广告宣传需使用商品名称时，必须同时使用通用名称。常用药物的商品名如左旋氧氟沙星——利复星、来立信等；头孢噻肟——头孢氨噻肟、头孢克拉瑞、凯福隆、塞福隆等。

有些药物不属于法定名称，也非商品名，但却常被应用，可称之为别名或习用名，如诺氟沙星的习用名为氟哌酸等。

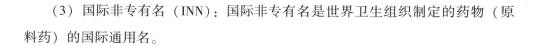

（3）国际非专有名（INN）：国际非专有名是世界卫生组织制定的药物（原料药）的国际通用名。

二、药品说明书

1. 药品说明书的重要性　药品说明书是药物信息情报最基本、最重要的来源。是指导临床用药、患者治疗的主要依据。经国家药品监督管理局审核批准的药品说明书是药品的法定文件，其内容不得自行修改。药品说明书的内容在新药研究中形成，包括了临床前研究和临床研究的各项结论，是药品报请审批的必备材料之一。

2. 药品说明书存在的主要问题　药品名称不规范、用法剂量不明确、不良反应不全、药物动力学（药动学）资料欠缺或参数不统一及有效期不明。

3. 药品说明书应包括的主要内容　药品名称、性状、药理毒理、药代动力学、适应证、用法用量、不良反应、禁忌、注意事项、孕妇及哺乳期妇女用药、儿童用药、老年患者用药、药物相互作用、药物过量、规格、贮藏、包装、有效期、批准文号、生产企业、生产批号、生产日期。

4. 药品说明书的主要术语

（1）药品名称：药品说明书必须用中文显著标示法定的通用名称，如果同时显示商品名，则二者的比例不得小于1:2。

（2）药品成分：单一化学药品需列出化学名称；复方制剂不仅要列出所含活性成分，还要列出其含量；制剂中可能引起不良反应的辅料或成分也需列出。

（3）药品的药理毒理作用及药物动力学：药物的药理作用包括临床药理和药物对人体作用的有关信息，也包括体外试验或动物试验的结果。

（4）药品的适应证：指药品可用于哪些疾病的治疗或症状的改善。

（5）用法用量：用药方法应明确；准确标明药物剂量；需疗程用药则需注明疗程剂量、用法和期限；当药物的剂量分为负荷量及维持量，或必须从小剂量开始逐渐增量，或必须饭前、饭后、清晨、睡前服用时，应详细说明：不同适应证、不同用药方法需分别列出；对临用前配成溶液或加入静脉输液的，应列出所用溶剂配成的浓度及滴注速度。

（6）不良反应：在药品说明书中应客观、公正、实事求是、全面地列出药品可能发生的不良反应以及其发生的严重程度，发生的频率、补救措施。

（7）禁忌：要在说明书中单列一项。

（8）注意事项：包括影响药物疗效的因素（食物、烟、酒、饮料、病史等），需要慎用的情况（肝、肾功能等），用药过程中需观察的情况（过敏反应，定期查血象，肝、肾功能等），以及用药对于临床检验的影响等。

（9）有效期：为药品在一定贮存条件下，能够保证质量的期限。

三、处方的含义、分类和意义

1. 处方的含义　处方是执业医师或执业助理医师为患者诊断、预防或治疗疾病而开具的用药指令，是药学技术人员为患者调剂配发药品的凭据，是处方开具者与处方调配者之间的书面依据。

2. 处方的分类

（1）法定处方。主要指中国药典、局颁标准收载的处方。

（2）医师处方。

（3）协定处方。是医院药剂科与临床医师根据医院日常医疗用药的需要，共同协商制订的处方。仅限在本单位使用。

3. 处方的意义

（1）法律性。因开具处方或调配处方所造成的医疗差错或事故，医师和药师分别负有相应的法律责任。

（2）技术性。开具或调配处方者都必须是经过医药院校系统专业学习，并经资格认定的医药卫生技术人员担任。表现出开具或调配处方的技术性。

（3）经济性。处方是药品消耗及药品经济收入结账的凭证和原始依据，也是患者在治疗疾病，包括门诊、急诊、住院全过程中用药的真实凭证。

四、处方调配

处方调配是指医院药剂科或社会药房的调剂工作人员，按医师处方的要求进行调配、发药的过程。

1. 收方 收方环节的核心工作是审核处方，审核处方的内容如下。

（1）处方前记与后记。

（2）处方中药品名称、规格、书写是否正确。

（3）处方中药品是否需要皮内敏感性试验（皮试）。

（4）用药的剂量、用法是否合理。应特别注意婴幼儿、老年人用药的剂量与用法。老年人（尤其65岁以上）常用剂量为成人常用量的50% ~25%。月经期应尽量少用泻药，以免引起月经过多。根据病情和药物作用机制的特点，每种药品服用时应选择适宜的时间，如治疗消化性溃疡的药品中胃动力药多潘立酮、西沙必利、甲氧氯普胺（胃复胺）、罗红霉素等宜在饭前半个小时服用。某些碱性药物，如含氧化镁、氢氧化镁、三硅酸镁的复方制剂，可在饭后一小时服用。

2. 划价 按处方所列药品的剂量、用法和用药天数，计算药品价格并标明在处方上。

3. 调配 在一张处方未调配结束前不收第二张处方，以免药品混淆造成差错。要按处方的要求，在所调配药品的包装上写明患者的姓名、用量和用法，确认无误，由调配人员签字转入核查窗口。

（1）负责调配处方的药师，要熟悉处方和药品使用说明书中常见外文缩写字的含义，同时应特别注意区别易混淆的药品名称。

（2）调配每一种药品前，先检查该药的批准文号。

（3）调配中应注意药品的有效期，未标明有效期的或更改有效期的及超过有效期的药品为劣药。

4. 核查 处方药品调配完成后由负责人进行核查。

5. 发药 发药时应核对取药患者姓名，将处方中药品逐个发给患者并说明用量与用法。

6. 单剂量配方制（UDDS） 是调剂人员把患者所需服用的各种药品固体制剂（如片剂、胶囊剂等），按一次剂量借助分包机用铝箔或塑料袋热合后单独包装。

五、药物的剂型特点

1. 注射剂　注射剂系指药物制成的供注入体内的灭菌药品。

（1）优点：药效迅速、剂量准确；适用于不宜口服的药物；适用于不能口服药物的患者；注射剂能产生定位及靶向给药的作用；延长药效。

（2）缺点：注射部位疼痛，注射剂稳定性差，易发生危险，生产工艺要求严，成本和费用较高等。

2. 片剂　系药物与赋形剂混合压制成片状的固体剂型。

（1）优点：剂量准确、质量稳定、服用方便、便于识别、成本低廉。

（2）缺点：儿童和昏迷患者不易吞服；制备储存不当时会逐渐变质，以致影响在胃肠道内的崩解；含挥发油成分的片剂储存时间较长时含量下降；由于压制，颗粒的表面积减少，而使药物从片剂中释放到胃肠液中去的速度减慢。

（3）片剂种类：根据用途分为口服片、速释片、缓释片和控释片。

3. 胶囊剂　系指将药物装入空硬胶囊或软胶囊制成的剂型。

（1）优点：能掩盖药物不适嗅味，提高稳定性；药物的生物利用度较高；难以制成丸剂和片剂，但可以制成软胶囊剂；可延缓药物的释放和定位释药；

（2）缺点：具有脆性和可溶性。

4. 溶液剂　系指化学药物呈分子或离子状态分散的，内服或外用的澄明溶液。

（1）优点：吸收快，作用迅速；能准确量取使用；剂量的大小容易控制；能减低药物的局部刺激性；能增加药物的稳定性和安全性。

（2）缺点：储运不方便，水性制剂易霉败等。

5. 混悬剂　系指含不溶性固体药物粉末的液体剂型。难溶性药物的混悬剂在肠胃中释放比水溶液慢，但比片剂快，这点适用于儿童和吞咽困难的患者。

6. 散剂　系指一种或数种药物经粉碎并均匀混合制成的粉末状剂型，可供内服和外用。

（1）优点：奏效快；外用覆盖面大；制作简单，剂量易控制；储存、携带、运输方便。

（2）缺点：由于粉碎后接触面加大，嗅味、刺激性及化学活性也相应增加等。

7. 栓剂　系指药物与适宜的基质混合制成专供塞入人体不同腔道给药的一种固体剂型。栓剂的全身作用有以下特点：在直肠吸收较口服干扰少；直肠给药方便、有效；可避免肝脏的首过效应。

8. 气雾剂　系指药物与抛射剂封装于具有特制阀门系统的耐压密封容器内，使用时借抛射剂的压力，定量或非定量地将药物以雾状、半固体或泡沫形式喷出的制剂。

（1）优点：能使药物迅速到达作用部位、起效快；避免药物在胃肠道中降解，无首过效应；使用剂量小，副作用小；

（2）缺点：需要耐压容器、阀门系统和特殊生产设备，生产成本高；药物肺部吸收的干扰较多，吸收不完全且变异性较大等。

六、合理用药概述

1. 合理用药的基本概念

（1）以当代药物和疾病的系统知识和理论为基础，安全、有效、经济、适当的使用药物，即合理用药。

（2）合理用药之前必须合法，人类的合法用药主要为达到一定的医学目的。

2. 合理用药的基本要素

（1）安全性：是合理用药的首要条件，指患者获得单位治疗效果所承受的风险（风险/效果）应尽可能小。强调让用药者承受最小的治疗风险获得最大的治疗效果，而不是无不良反应或药物的毒副作用最小这类绝对的概念。

（2）有效性：判断药物有效性的指标有多种，临床常见的有治愈率、显效率、好转率、无效率等，预防用药有疾病发生率、降低死亡率等。

（3）经济性：是指获得单位用药效果所投入的成本（成本/效果）应尽可能低，并不是指尽量少用药或使用廉价药品。

（4）适当性包含几个方面。①适当的用药对象。②适当的药物。③适当的时间。依据药物在体内作用的规律，设计给药时间和间隔。要按照治疗学原则，规定药物治疗的周期。④适当的剂量。心血管药物等作用强、治疗指数小的药物，以适当的剂量给药极为重要，必须强调因人而异的个体化给药原则。所谓个体化给药指以医药典籍推荐的给药剂量为基础，按照患者的体重或体表面积，以及病情轻重，确定适宜的用药剂量。⑤适当的途径。一般而言，口服给药既便利，又经济，而且患者少受痛苦。静脉滴注给药应当掌握好适应证，不宜轻易采用。⑥适当的治疗目标。选择医患双方达成共识的、双方都可以接受的、现实条件下可以达到的用药目标。

七、不合理用药的表现

1. 有病症未得到治疗　患者患有需要进行药物治疗的疾病或症状，但没有得到治疗，包括得不到药物和因误诊而未给予需要的药物。

2. 选用药物不当　指患者存在用药病症，但选用的药物不对症，对特殊患者有用药禁忌，或者合并用药配伍失当等。

临床上，选用药物不当以抗生素类药物的滥用最为严重。忽视抗生素选用的基本原则，即首选药物一定要考虑细菌对药物的敏感性。往往是有了症状，既不管是否由细菌感染引起，也不管病原菌的种类，动辄首选强效、广谱抗生素。

3. 用药剂量不足、用药过量或疗程过长　包括剂量太小和疗程不足，如过早停药、剂量过大或疗程过长、给轻症患者用重药、联合用药过多等情况。给药时间、间隔、途径不适当，也应属于不合理用药。

4. 不适当的合并用药　给一个患者无必要或不适当地合并使用多种药物。也包括重复给药，即多名医生给同一患者开相同的药物，并用含有相同活性成分的复方制剂和单方药物，或者提前续开处方。

5. 无适应证用药　无原则迁就患者或受不当利益的引诱，用一些对患者无效也无害的"药物"。

八、影响合理用药的因素

合理用药是有关人员、药物和环境相互作用的结果。其中人的因素最为重要。

1. 人的因素

（1）医师因素。合理用药的临床基础是：①正确诊断；②充分了解疾病的病理生理状况；③掌握药物及其代谢产物在正常与疾病时的药理学、生物化学和药动学性质；④制定正确的药物治疗方案和目标；⑤正确实施药物治疗，获得预定的治疗结果。

致使医师不合理用药的原因包括：①医术和治疗学水平不高；②缺乏药物和治疗学知识；③知识信息更新不及时；④责任心不强；⑤临床用药监控不力；⑥医德医风不正。

（2）药师因素：药师在整个临床用药过程中是药品的提供者和合理用药的监督者。药师不合理用药的原因包括：①审查处方不严；②调剂配发错误；③用药指导不力；④协作和交流不够。

2. 药物因素 指药物固有的性质导致的不合理用药。

3. 外界因素 影响合理用药的外界因素错综复杂，涉及国家的卫生保健体制、药品监督管理、药政法规以及社会风气等。

九、处方中应遵循的合理用药原则

1. 严格掌握适应证、禁忌证，正确选择药物 正确选择药物在治疗过程中起着重要作用。要求临床医师在诊断明确的基础上对症下药，要求医师对药物要有全面的了解（不仅限于药品说明书），特别对药物的不良反应及药物的相互作用要全面掌握，才能为合理选药提供有力保障。

2. 充分考虑影响药物作用的各种因素，制定合理的用药方案 影响药物作用的主要因素是药物因素及机体的因素。药物的剂量、剂型、给药时间、给药途径和制剂工艺等均可明显影响药物的作用。

（1）量效关系：一般药物的说明书上都标明常用剂量与极量，常用量对于普通病例是适宜的，但对于特殊患者还需采取个体化给药方案。

（2）剂型：一般而言，注射剂经注射给药吸收速度较快，其峰浓度较高。以口服剂型而言，溶液剂吸收的速度最快，散剂其次，片剂较慢。

（3）给药时间：临床一般根据药物的半衰期确定给药时间间隔。

（4）给药途径：包括口服给药、舌下给药及直肠灌注、肌内及皮下注射、静脉注射、静脉滴注。其中静脉滴注为临床上常选用的给药方式，生物利用度高（100%），可通过控制滴注药物速率（浓度及滴速）而达到临床用药所需的血药浓度，滴注用药时，其血药浓度与总剂量无关，而与滴注速率关系较大。

（5）制剂工艺：工艺不同，相同剂量和同样剂型的药物其生物利用度可有很大差异。

（6）机体因素：如年龄、性别、围产期、个体差异等对药物作用亦有很大影响。

十、不依从性产生的后果及主要原因

当患者能遵守医师确定的治疗方案及服从医护人员和药师对其健康方面的指导时，就认为这一患者具有依从性，反之则为不依从性。

1. 不依从性产生的后果

（1）造成疾病的治疗失败：例如，仅漏服了 1 次避孕药就导致避孕失败。

（2）导致自身的中毒危险：例如，自行超剂量服用地高辛，企盼尽快控制症状，结果出现了中毒。

（3）干扰新药的临床试验。

2. 产生不依从性的主要原因

（1）用药方案复杂，尤其是对老年人最易引起不依从。

（2）药物的剂型与规格不适宜或包装不当、标签不清。

（3）药物的副作用造成患者停用。

（4）对患者缺乏用药指导。

（5）患者的主观因素造成不依从性。例如，认为自己病情好转，而中断服药。

3. 提高患者依从性的措施 简化治疗方案；改善服务态度；加强用药指导；改进药品包装。

十一、确保老年患者用药安全的对策及注意事项

1. 确保老年患者用药安全的对策

（1）医师的治疗方案要简单明了。

（2）对有特殊注意事项的药物，在发药时要重点解说，使患者明确用法。

（3）老年人自己要合理应用保健药品。

2. 老年人用药注意事项

（1）要认识老年人常患有多种慢性病及症状不典型的特点。

（2）要切记老年人多种功能减退，要特别注意合理选择药物。如由于致病微生物不受人体衰老的影响，因此抗生素的剂量一般不必调整，但需注意老年人生理特点，其体内水分少，肾功能差，容易在与年轻人的相同剂量下造成高血药浓度与毒性反应，对肾或中枢神经有毒性的抗生素，如链霉素、庆大霉素，应尽量不用，此类药更不可联合应用。老年人利尿降压宜选用吲达帕胺（寿比山）。

（3）要结合老年人的具体条件开展药物治疗：尽量减少用药品种，尽可能用最小的有效剂量；药物治疗要适可而止；在家庭用药要及时注意观察疗效和反应，凡有新的症状或体征出现，或原有的症状加重，都应首先检查是否与药物治疗有关；应考虑老年人用药的药品价格，优先选用疗效相近而价格便宜的药品；控制老年人的输液量，一般每天输液量控制在 1500ml 以内为宜，输生理盐水每天不得超过 500ml。在输葡萄糖注射液时要警惕患者有无糖尿病，如有糖尿病应加适量胰岛素及钾盐。

十二、肝病患者用药

1. 药源性肝损害的问题 药源性肝损害，首先是预防为主。药源性肝损害最显著的临床表现是黄疸，这是一个提醒停药的警告。更常见，而又容易被忽略

的是无黄疸的肝脏药物反应，包括肝肿大、肝功能异常或伴有发热和皮疹。对应用可能损及肝脏的药物特别是对长期用药者，要定期做肝功能检查，以便及时判断出肝功能损害的程度而及时停药，其中转氨酶对肝实质损害最为敏感。

2. 肝病患者的合并症用药问题

（1）肝病患者合并肠炎、痢疾、伤寒时，应用氯霉素治疗应予慎重。非用氯霉素不可时，要密切观察血象变化。

（2）肝病患者合并有风湿性心脏病、心功能不全应用强心药时，宜用地高辛，而不宜用洋地黄毒苷。

（3）大部分抗结核药物中（链霉素除外）都容易引起肝损害，特别是抗结核药的联合应用容易引起肝坏死。对必须应用抗肺结核药物的肝病患者，可考虑使用乙胺丁醇、环丝氨酸、卷曲霉素等肝损害较小的药物。

3. 慢性肝炎的用药问题　尿素、蛋氨酸、阳离子交换树脂，乙酰唑胺、噻嗪类、依他尼酸（利尿酸）、呋塞米（速尿），麻醉镇静药吗啡及速效巴比妥酸盐类等，容易诱使慢性肝炎患者发生肝性昏迷，胆碱蛋氨酸等抗脂肪肝因素的药物，也可诱发肝性昏迷。

4. 肝硬化及肝昏迷用药的几个问题

（1）对肝昏迷前期或昏迷患者不应采用的治疗方法和用药。凡可以增高血氨的治疗方法（如输血、输血浆、输水解蛋白等）和可以诱发肝昏迷的药物（如蛋氨酸、乙酰唑胺、尿素等）均必须停用。

（2）皮质激素类的药物应谨慎使用。一般皮质激素类药物的疗程要短，剂量不宜过大，当病情稳定后，即应谨慎地逐渐停药。地塞米松等对肝病的副作用比泼尼松多，应慎用。蛋白合成激素如苯丙酸诺龙，因其本身有可能引起肝功能损害，对急性期及明显肝功能损害者不宜应用。

（3）利尿剂要根据腹水情况而使用。肝硬化腹水患者应用利尿剂时切忌急于求成，宜先选用排钾较少的螺内酯（安体舒通）。对有出血倾向的肝病患者，应用维生素 K 时，最好选用维生素 K_1，而不用 K_3。

（4）碳水化合物的摄入要适可而止。

十三、处方药与非处方药的定义和特点

1. 处方药 处方药系指必须凭执业医师或执业助理医师处方才能购买和使用的药品。包括：国际规定管制的特殊药品；新上市的新药，对其药理活性与副作用还要进一步观察；药品本身毒性较大，如抗癌药等；治疗借助于诊断手段来确诊的疾病，并由医师开具处方，用于专属性强、病情严重而又需要医护人员监督指导使用的药品，如治疗心血管疾病的药品等；非肠道给药的制剂，主要是粉针剂、大输液及各类注射剂。

2. 非处方药 非处方药系指不需要凭执业医师或执业助理医师处方即可自行判断、购买及使用的药品。代称为 OTC，已成为国际上通用的"非处方药"简称。

（1）使用安全：无潜在的毒性，不易引起体内蓄积和中毒；不含有成瘾的药物成分；使用后不易引起机体对药品的依赖性；使用非处方药一般不会有致畸、致癌、致突变的"三致"作用；依照标签使用时，在规定的正常用法、正常剂量范围内不产生严重药品不良反应，或者虽有一般的副作用但用药者可自行察觉、可耐受，而且这种不良反应或副作用为一过性，停药后可迅速消失；使用非处方药不会掩盖症状；使用药品前后不用做特殊试验。

（2）疗效确切：非处方药作用针对性强、适应证明确，容易为消费者所掌握；能减轻疾病的初始症状或防止恶化；对已经确诊的慢性疾病，能减轻症状或延缓病情发展；使用非处方药治疗疾病期间，不需要经常调整剂量，更不需要持殊监测；连续多次应用不会引起疗效降低，即机体对药物一般不产生耐受性。

（3）质量稳定：非处方药物理化学性质稳定，包装符合要求，在一般条件下储存较长时间也不会变质（在有效期内）。

（4）标签说明通俗易懂：达到科学、简明、消费者易懂的要求；必要的提示要显著。

（5）应用方便：一般以口服、外用、吸入等剂型为主，便于消费者自行使用，药品的剂量简单明确。

十四、非处方药遴选原则

1. 应用安全　安全性是遴选非处方药的主要条件，也是区别处方药与非处方药的标准。目的是保证在无医生的指导下消费者能自行安全使用。非处方药安全性具体要求如下。

（1）现有资料和临床长期使用，确已证实为安全性药品。

（2）药品长期使用不产生依赖性和耐药性，无三致（致畸、致癌、致突变）作用，无潜在毒性，不易蓄积中毒。

（3）在推荐剂量下，无严重不良反应，或虽有反应也多为一过性，停药后可自行消失。

（4）不会掩盖其他疾病的诊断，不会诱导病原体产生耐药性或抗药性。

（5）与其他药品、食品或保健品同服时，不产生有害的相互作用。

2. 疗效确切　非处方药必须疗效可靠，适应证明确；使用剂量不需调整，无须进行特殊试验、检查和监测；长期使用不易产生耐药性。

3. 质量稳定

（1）质量有可靠质控方法和质量标准作保证。

（2）物理化学性质稳定，不需要特殊的保存条件。

（3）包装严密，有效期及生产批号明确。

4. 使用方便　非处方药在使用前后都不必进行特殊的检查与试验；其标签与使用说明书均通俗易懂。

十五、购买使用非处方药的注意事项

1. 在合法零售药店购买　国家药品监督管理局规定，医疗机构（医院）根据医疗需要可以推荐使用非处方药。销售非处方药（甲、乙类）的零售药店必须具有《药品经营许可证》和《营业执照》。经批准可销售乙类非处方药的普通商业企业和普通商业连锁超市，必须有乙类非处方药的准销标志。

2. 重视药品的双重性　药品既有防病治病的一面，也有不良反应的一面。

3. 了解非处方药的潜在危害 非处方药用于老年人、妊娠妇女、哺乳期妇女、儿童及肝肾功能不良的患者，应注意调整剂量和用法，保证用药安全。

4. 要注意合理用药

（1）处方药与非处方药的适应证。

（2）在使用非处方药时，切忌"无病用药"。

（3）病愈为止，防止滥用。

（4）按说明书用药，区分"慎用""忌用"与"禁用"。

（5）按疗程购药。

5. 向执业药师咨询

药品服用时间参考表

服药时间	药物举例	说　　明
空腹（清晨）	1. 驱虫药，如甲硝唑（灭滴灵）、槟榔、南瓜子 2. 盐类泻药，如硫酸钠、硫酸镁等（服用后应多饮水） 3. 青霉胺	1. 使药物迅速入肠，并保持较高浓度 2. 使药物迅速入肠发挥作用，服用后4～5小时 致泻 3. 食物可减少其吸收
睡前（一般指睡前15～30分钟）	1. 泻药，如大黄、酚酞等 2. 催眠药（入睡快的，如水合氯醛在临睡时服；入睡慢的，如苯巴比妥，服用后半小时至1小时起作用，应提早服） 3. 肛门或阴道用药	1. 服后8～12小时见效，故可在睡前服下，第二日上午排便 2. 使适时入睡 3. 便于药物发挥作用
饭前（一般指食前30～60分钟）	1. 苦味药，如龙胆、大黄等制剂（宜于饭前10分钟左右服） 2. 收敛药，如鞣酸蛋白 3. 胃壁保护药，如氢氧化铝、三硅酸镁、碱式碳（硝）酸铋等 4. 吸附药，如药用碳 5. 胃肠解痉药，如阿托品及其全顺民代用品，止吐药如胃复安、内服局麻药苯佐卡因等 6. 利胆药。如硫酸镁（小剂量）、胆盐等 7. 肠溶丸剂 8. 人参酊、鹿茸精等以及其他一些对胃有刺激的药物	1. 可增加食欲和胃液分泌 2. 使药较快通过胃，进入小肠，遇碱性肠液分解，起止泻作用 3. 使药充分作用于胃壁 4. 胃内食物少，便于发挥吸附胃肠道有害物质及气体的作用 5. 使药物保持有效浓度，发挥作用快 6. 使药物通过胃时不致过分稀释 7. 使较快通过胃入肠，不为食物所阻 8. 使吸收更快

续表

服药时间	药物举例	说　明
饭时	消化药。稀盐酸合剂、胃蛋白酶、淀粉醇（饭前片刻服亦可）	使之及时发挥药效
饭后（一般指食日 15～30 分钟）	1. 刺激性药物，如阿司匹林、水杨酸钠、保泰松、吲哚美辛、硫酸亚铁、金属卤化物（如碘化钾、氯化铵、溴化钠等）亚砷酸钾溶液、醋酸钾、黄连素等 2. 驱虫药。左旋咪唑（可在饭后 2～3.5 小时空腹时服）	1. 避免对胃产生刺激 2. 减少副作用，且通过胃较快
不限时全用	双氯芬酸二乙胺盐（扶他林）	每日总量不超过 15g

6. 其他

（1）注意非处方药与自我药疗在全民卫生保健中的作用。

（2）注意药物相互作用。

（3）注意非处方药的不良反应。

（4）注意非处方药的储存与保管。

十六、药物临床评价

1. 药物临床评价的含义　药物临床评价是指根据医药学的最新学术水平，从药理学、药剂学、临床药学、药物流行病学、药物经济学及药品管理政策等方面，对已批准上市的药品在社会人群中的治疗效果、不良反应、用药方案、药物稳定性及费用等，是否符合安全、有效、经济的合理用药原则做出科学的评估。

2. 药物临床评价的意义

（1）解决临床前研究的局限性。造成这种局限性的原因有：①人与动物实验的种属差异导致药物代谢物和药物动力学的差别和药物反应性的差别；②药物对主观反应的影响为人类所特有，动物实验难以观察；③药物可能导致人体的皮肤反应、高敏现象以及滞后反应，这些均难以在动物毒性实验中观察；④人体的疾病因素可影响药物的反应；⑤临床前研究中实验动物数有限，很难检测出罕见的不良反应。

（2）解决上市前临床研究的局限性。药品上市前临床研究受到许多人为因素的限制：①病例数少；②研究时间短；③实验对象年龄范围窄；④用药条件的严格控制；⑤研究目的单纯。上述原因使得发生率低或需要较长时间才能发生和发现的不良反应在药品上市前临床研究中未能发现，需对药品进行临床评价。

（3）扩展药物上市后临床应用范围，举例如下表。

药物	原适应证	新适应证
普萘洛尔	抗心律失常	降压、偏头痛、预防心肌梗死
利多卡因	局部麻醉	抗心律失常、复合麻醉
异丙嗪	抗组胺	强化麻醉
金刚烷胺	抗病毒	抗帕金森病
阿司匹林	解热止痛	抗血栓形成、预防冠心病
阿托品	解痉止痛	解救有机磷农药中毒

（4）促进合理用药。

十七、药物不良反应的定义及分类

1. 药物不良反应的定义　是指在预防、诊断、治疗疾病或调节生理功能过程中，人接受正常剂量的药物时出现的任何有伤害的和与用药目的无关的反应。

2. 药物不良反应分类

（1）病因学分类：①A型药物不良反应（剂量相关性不良反应）。由药物本身或其代谢物所引起，为固有药理作用增强或持续所致。具有剂量依赖性和可预测性，发生率较高，但危险性小，病死率低，个体易感性差异大。②B型药物不良反应（剂量不相关的不良反应）。与药物固有的正常药理作用无关，而与药物变性和人体特异体质有关。与用药剂量无关，难以预测，常规的毒理学筛选不能发现，发生率较低，但危险性大，病死率高。包括变态反应及特异质反应。③C型药物不良反应。发病机制尚不清楚。多发生在长期用药后，潜伏期长，没有清晰的时间联系，难以预测。如长期服用避孕药导致的乳腺癌、血管栓塞等。

（2）病理学分类：①功能性改变。系指药物引起的人体器官或组织功能的改变，这种改变多数是暂时性的。停药后能迅速恢复正常，无病理组织变化。②器质性改变。由于药物不良反应引起的器质性改变与疾病本身引起的器质性改变无明显差别，也无特异性，故鉴别诊断不能根据组织病理检查，而主要根据药物不良反应判定。

十八、非甾体抗炎药的不良反应

1. 胃肠道损害 是非甾体抗炎药最常见的不良反应。不能耐受非甾体抗炎药或大剂量使用非甾体抗炎药者、老年、有胃肠出血史、溃疡史，或同时使用糖皮质激素、抗凝血药均是造成胃肠道损害的危险因素。

2. 肾损害 非甾体抗炎药引起肾损害的表现为急性肾功能不全、间质性肾炎、肾乳头坏死及水钠潴留、高血钾等，其中肾功能不全的发生率仅次于氨基糖苷类抗生素。

3. 肝损害 大多数非甾体抗炎药均可导致肝损害，如长期大剂量使用对乙酰氨基酚可致严重肝损害，尤以肝坏死多见。

4. 其他不良反应 多数非甾体抗炎药可抑制血小板聚集，使出血时间延长。

十九、药源性疾病的预防

重视药源性疾病的危害性，提高临床安全用药水平应注意以下几点。

（1）首先应了解患者的过敏史或药物不良反应史。

（2）用药过程中，应注意发现 ADR 的早期症状，以便及时停药和处理。

（3）应注意药物的迟发反应。

（4）肝病和肾病患者，除选用对肝肾功能无不良影响的药物外，还应适当减少剂量。

（5）用药要有明确的指征，对症用药。

（6）选用药物时要权衡利弊，尽量做到个体化给药，并要注意用法与用量。

（7）用药品种应合理，避免不必要的联合用药。

（8）应用新药时，必须掌握有关资料，慎重用药，严密观察。

（9）应用对器官功能有损害的药物时，须按规定检查器官功能。

二十、药动学与药效学的药物相互作用

1. 药动学的相互作用

（1）吸收方面：一些弱酸性药物（如保泰松）若同时配伍碱性药物（如碳酸氢钠）或抑制胃酸分泌的药物（如质子泵抑制剂奥美拉唑等），所配伍的药物会使胃液的 pH 值升高，影响弱酸性药物的吸收；反之，一些弱碱性药物（如氨茶碱）若同时配伍碱性药物（如碳酸氢钠）则会增加其吸收。

胃肠的排空时间与药物的吸收密切相关：减慢排空速率（如抗胆碱药颠茄浸膏片等）有利于药物吸收；反之，甲氧氯普胺（胃复安）、多潘立酮（吗丁啉）等可促进排空，则吸收减少。

药物与药物之间产生物理吸附或化学络合形成配位化合物也会影响药物疗效。如活性炭、白陶土等与药物的吸附作用较强，同时伍用会影响药物的吸收，可使很多毒性药物减效，从而还可以起到中毒解救的作用。

（2）分布方面：只有游离型的药物才具有活性，发挥药理作用。药物与血浆蛋白亲和力的强弱是药物相互作用的重要因素。亲和力强的药物可以与亲和力弱的药物竞争与血浆蛋白的结合，而使亲和力弱的药物效应增强，甚至致人中毒。

（3）代谢方面：肝脏是药物代谢的主要部位。在肝细胞内与药物代谢有关的酶主要是药物代谢酶（药酶或肝酶）。药酶的含量或活性可因药物或化学物质而增强或减弱，称为酶促（药酶诱导）作用及酶抑（药酶抑制）作用。同一种药物即可诱导药酶，促进药物的代谢，它又可抑制其他药酶对另一种药物的代谢。

（4）排泄方面：①干扰药物从肾小管分泌。如丙磺舒（羧苯磺胺）口服可以减少青霉素类和头孢菌素类抗菌药物的排泄，而使药效增强；也会引起甲氨蝶呤中毒。②改变药物从肾小管的重吸收。③影响体内的电解质平衡。如氢氯噻嗪

等排钾利尿药与氨基糖苷类抗生素配伍，会造成不可逆性的耳聋。

2. 药效学的相互作用

（1）作用于同一作用部位或受体的协同或相加作用：此类药物合用常引起中毒。例如，抗胆碱药与具有抗胆碱作用的其他药物（氯丙嗪、抗组胺药）合用时可引起胆碱能神经低下的中毒症状。氨基糖苷类抗生素（链霉素、新霉素、卡那霉素）与硫酸镁合用时，可加强硫酸镁引起的呼吸麻痹；若与筒箭毒碱合用时亦可引起骨骼肌麻痹，甚至呼吸衰竭而死亡。

（2）作用于不同的作用点或受体时的协同作用：例如，单胺氧化酶抑制剂与氯丙嗪类合用时，安定作用和降压效应均增强。

（3）敏感化现象：一种药物可使组织或受体对另一种药物敏感性增强，称为敏感化现象。例如，排钾利尿药可使钾水平降低，从而使心脏对强心苷敏感化，易引起心律失常。

（4）拮抗作用：是指药物相互作用所引起的药效降低现象。分为竞争性拮抗作用和非竞争性拮抗作用。例如，左旋多巴与维生素 B_6 合用，会产生非竞争性拮抗作用，因此左旋多巴不宜与维生素 B_6 合用。

二十一、药物中毒的一般处理

1. 清除未吸收的毒物

（1）吸入性中毒：尽快使患者脱离中毒环境，呼吸新鲜空气，必要时给予氧气吸入、进行人工呼吸。

（2）由皮肤和黏膜吸收中毒：除去污染的衣物，清除皮肤黏膜上的毒物，清洗被污染的皮肤与黏膜。

（3）经消化道吸收中毒：①催吐。清醒患者饮水 500～600ml，刺激咽部使呕吐。②洗胃。清醒患者饮洗胃液 200～400ml 后，再用压舌板刺激咽部，促使呕吐，并反复进行，直到呕吐出清水而无特殊气味为止。也可采用胃管插入进行洗胃，对急性中毒患者尽量将胃内容物抽出后再进行洗胃，洗胃时每次用液体 300ml，并且应多次反复冲洗，直到洗出液与注入的液体一样清澈为止。

常用洗胃液的作用及注意事项

洗胃液	作用用途	注意事项
1:5000~200 高锰酸钾溶液	为氧化剂,可破坏生物碱及有机物,常用于巴比妥类、阿片类、士的宁、烟碱、奎宁、毒扁豆碱及砷化物、氯化物、无机磷等药物中毒	(1) 有很强的刺激性,未溶解的颗粒不得与胃黏膜或其他组织接触 (2) 剧毒农药1605、1059、3911、乐果等中毒时禁用
药用活性炭二份,鞣酸、氧化镁各一份的混合物5g加温水500ml	可吸附、沉淀或中和中毒药物,用于各种口服药物或毒物中毒,如士的宁、奎宁、洋地黄、水杨酸及铅、银、铜、锌等中毒	用本剂内服或洗胃,要用清水洗去,不应留滞胃内
3%过氧化氢溶液10ml,加入100ml水中	为强氧化剂,可氧化中毒药物,常用于阿片、士的宁、氰化物、高锰酸钾等药物中毒	对黏膜有刺激作用并易产生气体
1%~2%氯化钠溶液或生理盐水	常用于中毒药物不明的急性中毒,砷化物、硝酸银等药物中毒可用生理盐水	应避免使用热溶液以防止血管扩张,促进中毒药物吸收
3%~5%鞣酸溶液	可使大部分有机及无机化合物沉淀,如阿扑吗啡、士的宁、生物碱、洋地黄及铅、铝等重金属	可用浓茶代替、不宜在胃内滞留

2. 加速药物排泄,减少药物吸收

(1) 导泻:一般用硫酸钠或硫酸镁15~30g溶解于200ml水中内服导泻,以硫酸钠较为常用。

(2) 洗肠:洗肠一般用1%微温盐水、1%肥皂水或清水,或将药用活性炭加于洗肠液中,吸附毒物以加速其排出。

(3) 利尿:静脉补液后,给予静脉注射呋塞米20~40mg,也可选用其他利尿剂。

(4) 血液净化:包括血液透析、腹膜透析、血液灌注、血液滤过和血浆置换等。

3. 中毒后的药物拮抗

(1) 物理性拮抗:活性炭等可吸附中毒物质,蛋白、牛乳可沉淀重金属,并对黏膜起保护润滑作用。

(2) 化学性拮抗:如弱酸中和强碱,弱碱中和强酸,二巯丙醇夺取已与组织中酶系统结合的金属物等。

（3）生理性拮抗：生理拮抗剂能拮抗中毒毒物对机体生理功能的扰乱作用。

二十一、特殊解毒剂介绍

1. 二巯丙醇（BAL）

适应证：：用于砷、汞、金、铋及酒石酸锑钾中毒。

用法用量：肌内注射，0.1～0.2g，极量0.2g，最初2日每日注射4次，以后可减少次数，全疗程7～14日。

不良反应与注意事项：可有恶心、呕吐、头痛、心跳加快。肝、肾功能减退者慎用。

2. 二巯基丁二钠（二巯琥珀酸钠）

适应证：用于锑、铅、汞、砷中毒的治疗，并预防镉、钴、镍的中毒。

3. 依地酸钙钠（解铅乐）

适应证：用于铅、锰、铜、镉等中毒，尤以铅中毒疗效好，也可用镭、钚、铀、钍中毒的治疗。

4. 青霉胺

适应证：用于铜、汞、铅中毒的解毒，治疗肝豆状核变性病。

5. 亚甲蓝（美蓝）

适应证：用于氰化物中毒，小剂量可治疗高铁血红蛋白症（亚硝酸盐中毒等）。

用法用量：静脉注射，治疗氰化物中毒，每次10mg/kg，治疗高铁血红蛋白血症，每次1～2mg/kg用25%的葡萄糖注射液稀释后缓慢注射。

不良反应与注意事项：解救氰化物中毒患者时应与硫代硫酸钠交替使用，大剂量时可出现全身发蓝。

6. 硫代硫酸钠（次亚硫酸钠）

适应证：主要用于氰化物中毒，也用于砷、汞、铅中毒等。

7. 碘解磷定（解磷定）

适应证：用于有机磷中毒的解救。

用法用量：轻度中毒：静注 0.4g，必要时 2 小时后重复给药 1 次。中度中毒：静注 0.8～1g，以后每小时给药 0.4～0.8g。重度中毒：缓慢静注 1.0～1.2g，30 分钟后如不显效，可重复给药，好转后逐步停药。

不良反应与注意事项：头痛、胸闷、恶心、呕吐。用于重症解救时，可与阿托品合用。

8. 氯解磷定（氯磷定）

适应证：用于有机磷中毒的解救。

9. 双复磷

适应证：用途同氯解磷定。其特点是能通过血脑屏障。

10. 双解磷

适应证：用途同双复磷。但其不能通过血脑屏障。

11. 亚硝酸钠

适应证：治疗氰化物中毒。

用法用量：静脉注射，每次 0.3～0.5g，于 5～10 分钟注完。

不良反应与注意事项：给药量不宜过小，以免达不到迅速解毒的效果。

12. 盐酸烯丙吗啡（纳络芬）

适应证：主要用于吗啡、哌替啶急性中毒的解救。

用法用量：皮下注射、肌内注射或静脉注射，每次 5～10mg，必要时隔 10～15 分钟可重复给药，但总药量不超过 40mg。

不良反应与注意事项：可出现眩晕、嗜睡、出汗、感觉异常等反应。

13. 谷胱甘肽

适应证：主要用于丙烯腈、氟化物、一氧化碳、重金属等中毒。

14. 解氟灵（乙酰胺）

适应证：用于有机氟杀虫农药氟乙酰胺的在毒。

二十二、苯二氮䓬类镇静催眠药中毒

苯二氮䓬类镇静催眠药常用的有地西泮、硝西泮、氯硝西泮、氟西泮等。

1. 中毒症状

（1）可有口干、嗜睡、眩晕、运动失调、精神错乱、尿闭、便秘、乏力、头痛、反应迟钝等症状。

（2）偶尔可发生过敏性皮疹、白细胞减少症和中毒性肝炎。

（3）严重中毒时，可出现昏迷、血压降低、呼吸抑制、心动缓慢和晕厥。

2. 中毒解救

（1）误服大量应立即催吐、洗胃、硫酸钠导泻，以排出药物。

（2）血压下降时，选用升压药如去甲肾上腺素、间羟胺、美芬丁胺等，也可用哌酸甲酯和安钠咖。

（3）输液，保持体液平衡并促进药物从肾脏排出。

（4）呼吸抑制时给氧，必要时做人工呼吸，酌用呼吸中枢兴奋药如尼可刹米、二甲弗林、戊四氮等。

（5）特异性治疗药物为氟马西尼。

（6）给抗生素预防感染。

二十三、三环类抗抑郁药中毒

1. 中毒概述

三环类抗抑郁药是目前临床上应用较多的抗抑郁剂，常用的药物有丙咪嗪、阿米替林、多塞平、氯丙咪嗪。本类药物急性中毒症状较一般的抗精神病药物严重。本类药物具有中枢和周围抗胆碱能作用，抑制心肌收缩，心排出量降低，并影响化学和压力感受器，从而引起低血压。血压过低可导致周围循环衰竭。此外，心脏传导障碍和心律失常，也是本类药物常见的致死原因。

2. 中毒表现

（1）兴奋症状表现为激惹、躁动、幻觉及错乱状态。

（2）抑制症状表现为嗜睡、昏迷及休克等。躯体症状有瞳孔散大、心跳加快、血压升高或降低、尿潴留或失禁、肠麻痹、体温升高、肌肉强直、颤动、反射亢进、癫痫发作等。

（3）心脏毒性心电图显示心房扑动、心房颤动、室性心动过速、心室颤动、多源性期外收缩、QRS 间期增宽、ST－T 改变以及房室传导阻滞等。临床可见心律不齐、心搏骤停而死亡等。

3. 中毒解救　①催吐及洗胃。②吸附。③解毒。④对症治疗。

二十四、有机硫类农药中毒

1. 二硫代氨基甲酸酯类（如代森）

（1）中毒表现：接触粉尘或雾滴后，可出现皮肤黏膜刺激症状和食欲减退、头痛、头晕、乏力等全身中毒症状；口服时除上述症状外，消化系统的症状表现突出，出现恶心、呕吐、腹痛、腹泻等急性肠胃炎症状。严重时可有心跳加快、血压下降、心肌损伤，甚至发生循环衰竭，重症患者晚期可有肝、肾功能障碍。呼吸麻痹可致死亡。重症患者神经系统症状明显，出现先兴奋后抑制现象，甚至有癫症发作和呼吸中枢麻痹。缺乏 6－磷酸葡萄糖脱氢酶（G－6－?）的患者接触该类药物后引起硫化血红蛋白症和急性溶血性贫血。

（2）中毒解救：脱离现场，皮肤污染者用大量清水冲洗干净；口服中毒者，催吐、洗胃、导泻；注意补充营养，给予能量合剂及维生素、蛋白质。中毒期间禁食油脂类饮食及饮酒。

2. 沙蚕毒素类

（1）中毒表现：轻度及中度中毒者。头晕、眼花、头痛、心悸、面色苍白、口唇发绀、四肢麻木、肌张力增加、四肢阵发性抽搐、食欲差、多汗等一般神经中毒症状。有的伴有低热，轻、中度神志改变，恶心、呕吐、全身肌肉震颤。严重中毒者。瞳孔缩小（但仍有瞳孔等大和扩大的报告），对光反射迟钝，肠鸣音亢进、血压下降、全身肌肉抽动和肌肉麻痹（包括呼吸肌），甚至发生惊厥、昏迷。

（2）中毒解救：①清洗毒物，用 2%～3% 碳酸氢钠液洗胃。②用阿托品解毒。由于此类农药在体内代谢、排泄快，故不要求达到"阿托品化"。③巯基类络合物是有效解毒剂，如 L－半胱氨酸等。

二十五、杂环类农药中毒

1. 噻二唑类（如敌枯双）

（1）中毒表现：①口服急性中毒可引起口舌麻木、咽痛及食管疼痛等症。重者可导致口腔糜烂、溃疡、咽部肿痛、吞咽困难及头痛、头昏、恶心、呕吐、食欲不振、乏力等症状。②噻二唑类最常见的损害为接触性皮炎，发病率高，潜伏期为 10 分钟至 8 天。除直接接触噻二唑类可引起皮炎外，口服噻二唑类或使用其污染的食物、饮水也可发生皮炎。

（2）中毒解救：①口服中毒应立即进行催吐、洗胃。②烟酰胺为敌枯双中毒的特效解毒剂。③轻度皮炎可局部外用烟酰胺和氟轻松软膏；有皮肤破损者则外用甲紫，同时口服维生素 B_6、维生素 B_2、维生素 C 等；严重患者除使用烟酰胺对抗外，宜加用地塞米松、抗生素等控制感染及其他对症处理。

2. 联吡啶类（如百草枯、杀草快等）

（1）中毒表现：①百草枯经血循环至肺组织后，产生肺水肿及出血，肺泡表面形成酸性透明膜及肺泡间质纤维增生等病变，最终导致呼吸衰竭而死亡。②联吡啶类农药具较强的刺激性，皮肤接触者可发生红肿、水疱。药液污染眼睛者，可有迟发性结膜炎、眼睑炎，有的可导致葡萄膜炎、白内障。口服中毒者有呕吐、腹泻等胃肠道症状，数天后，口腔及食道黏膜出现溃疡。有些病例有中枢神经系统弥漫性损害。

（2）中毒解救：①经口中毒时，应尽快催吐、洗胃、导泻。②中毒者出现呼吸窘迫时不宜吸氧。③中毒严重者可大量输液以利尿。④采用透析疗法，或以甘露醇注射液高渗利尿预防肾衰。

二十六、复合农药中毒解救注意事项

（1）同一种类不同品种的混合中毒，其抢救措施和毒物检测与该类农药中毒相同。

（2）有机磷类与其他类农药的混合中毒比单纯有机磷类农药中毒的阿托品使用量要大，因为有机磷类与其他类农药混合使用毒性增强。

（3）有机磷类与氨基甲酸酯类混合中毒禁用解磷定等肟类化合物。

（4）有机磷类与拟除虫菊酯类混合中毒，除按有机磷中毒处理外，还应加用能量合剂及大剂量维生素 C 等神经营养药物。

（5）有机磷类与有机氮类农药混合中毒，对于有发绀、抽搐等中重度有机氮中毒表现时，除按有机磷中毒处理外，还应同时应用亚甲蓝及维生素 C 等还原剂。

二十七、灭鼠药中毒

1. 香豆素类和茚满二酮类

（1）中毒表现：在误食后即表现恶心、呕吐、食欲不振及精神不振等。以后可出现鼻出血、齿龈出血、咯血、便血、尿血并有贫血，出血、凝血时间延长。并可有关节疼痛、腹部疼痛、低热及舒张压偏低等，皮肤紫癜的特点为斑丘疹及疱疹状、圆形及多形性红斑，极易与血友病混淆。

（2）中毒解救：①口服中毒者，应及早催吐、洗胃和导泻。②特效解毒剂是维生素 K_1。

2. 硫脲类

（1）中毒表现：急性中毒时，主要表现为口部灼热感、恶心、呕吐、口渴、头晕、嗜睡等。重症患者可出现呼吸困难、发绀、肺水肿等症状。也可有躁动、全身痉挛、昏迷和休克等情况。亦可有肝大、黄疸、血尿、蛋白尿等症状。

（2）中毒解救：①洗胃，导泻。②忌用脂肪类和碱性食物，减少毒物的吸收、限制饮水。③半胱氨酸能降低本类灭鼠药的毒性。

3. 有机氟类

（1）中毒表现：有机氟急性中毒时，可出现中枢神经系统障碍和心血管系统障碍为主的两大症候群。前者称神经型，后者称心脏型。中毒后，潜伏期较短

（30～120分钟）。口服者有明显的上腹灼痛、恶心、呕吐、口渴、头痛、心跳加快；重者可出现烦躁不安、全身强直性或间歇性痉挛、抽搐，继而出现呼吸抑制、血压降低、昏迷、大小便失禁、瞳孔缩小、发绀等。严重者多死于心力衰竭。

（2）中毒解救：①口服者洗胃。②特殊解毒剂为解氟灵（乙酰胺）和甘油乙酸酯。

4. 磷化锌、磷化铝、磷化钙等

（1）中毒表现：磷化锌中毒后，潜伏期约24小时。轻度中毒以消化道症状多见，有恶心、呕吐、腹痛、腹泻及头痛、乏力、胸闷、咳嗽等。严重者可出现意识障碍、抽搐、呼吸困难，甚至昏迷、惊厥、肺水肿、呼吸衰竭、心肌及肝脏损伤。

（2）中毒解救：口服中毒者，立即用1%硫酸铜溶液催吐（禁用酒石酸锑钾或阿扑吗啡），然后再用0.5%硫酸铜溶液或1∶2000高锰酸钾溶液洗胃，直至洗胃液无蒜味为止。洗胃后用30g硫酸钠（忌用硫酸镁）导泻。禁用油类泻剂，也不宜用蛋清、牛奶、动植物油类。呼吸困难时给氧，并给氨茶碱0.25mg，加1%普鲁卡因1ml肌内注射。禁用胆碱酯酶复活剂。

5. 毒鼠强（属剧毒杀鼠药，毒鼠强能阻断GABA受体，有致惊厥的作用）

（1）中毒表现：可通过口腔和咽部黏膜迅速吸收，导致惊厥和脑干刺激作用，出现阵挛性惊厥。中毒者头痛、头晕、乏力、意识丧失及抽搐。其临床表现和脑电图改变类似一般癫痫大发作，严重者可因呼吸衰竭而死亡。致死量中毒者常迅速死亡。

（2）中毒解救：较大量接触者立即脱离现场至空气新鲜处；口服者给清水洗胃；皮肤及眼污染时用清水冲洗；控制抽搐；其他对症处理。

二十八、麻醉性镇痛药中毒

1. 中毒表现

（1）昏迷、针尖样瞳孔和呼吸的极度抑制为吗啡中毒的三联症状。

（2）一般中毒症状为头痛、头晕、恶心、呕吐、兴奋或抑郁、口渴等。

（3）在中毒患者因窒息而发生虚脱之前，其脊髓反射可以增强，常出现肌肉抽搐。

（4）摄入剂量过大时，患者先出现呼吸浅慢、肺水肿、发绀、瞳孔极度缩小、迅速进入昏迷状态；继之发生脉速弱而不规则、皮肤苍白、湿冷等休克现象及瞳孔扩大等。

（5）急性吗啡中毒后，在 6 ～ 12 小时内多死于呼吸麻痹；超过 12 小时后，往往因呼吸道感染而死于肺炎。故应争取时间迅速治疗。

（6）慢性中毒（即阿片瘾或吗啡瘾）有食欲不振、便秘、消瘦、贫血、早衰、阳痿等。如停用 8 小时以上，即有戒断现象，精神萎靡、喊叫、打呵欠、涕泪交流、冷汗、呕吐、腹泻、失眠，以致虚脱或意识丧失。

2. 中毒解救原则

（1）洗胃、导泻。

（2）静滴葡萄糖生理盐水，促进排泄。

（3）保持呼吸道畅通。

（4）及早应用阿片碱类解毒药。纳洛酮和烯丙吗啡（纳洛芬）为阿片类药物中毒的首选拮抗剂。

（5）救治期间，禁用中枢兴奋剂（士的宁等）。

二十九、乙醇（酒精）中毒

1. 中毒表现

（1）急性中毒：①兴奋期：眼部充血、颜面潮红或苍白、眩晕、欣快感、啼笑无常，易感情用事，无忧无虑，有时行动天真，有时粗鲁无礼，或谈论滔滔，或静寂入睡等。②共济失调期：兴奋后，患者的动作逐渐笨拙，身体平衡不稳，步态蹒跚，神志错乱，语无伦次，咬词不清等。③昏睡期：患者沉睡，呼吸缓慢而有鼾声，颜面苍白，皮肤湿冷，口唇微紫，瞳孔正常或散大，心跳加快，血压、体温下降，或有呕吐，大、小便失禁，偶有脑水肿。

（2）慢性中毒：①胃肠炎。②慢性胃炎，脂肪肝，肝硬化，心肌损害，多发性神经炎，视神经萎缩与精神病。成人引起中毒和乙醇量个体差异很大，一般为 70～85ml，其致死量为 250～500ml。血中乙醇浓度达 0.35％时可导致死亡。

2. 中毒解救

（1）饮入大量酒精和酒类中毒，应迅速刺激咽部催吐。

（2）严重者，静注 50％葡萄糖 100ml，普通胰岛素 20U。

（3）对症及支持疗法。

三十、常见中药中毒

1. 乌头中毒

（1）中毒表现：口、舌、四肢及全身麻木；痛觉迟钝或消失；流涎、恶心、呕吐、腹痛、腹泻；心跳加快、心律失常、血压下降；重者瞳孔散大、昏迷、休克、呼吸衰竭。

（2）中毒解救：用温开水或 1∶5000 高锰酸钾溶液洗胃，然后口服 2％鞣酸溶液适量，或以 500ml 温水加碘酊 5～10 滴内服；注射硫酸阿托品注射液等对症治疗。

2. 马钱子中毒

（1）中毒表现：烦躁、焦虑、呼吸加快，肌肉抽搐、痉挛等。

（2）中毒解救：用 1∶2000 高锰酸钾溶液洗胃，保持安静，采用其他对症治疗。

3. 蟾酥中毒

（1）中毒表现：恶心、呕吐、腹痛、腹泻；头痛、头晕、嗜睡；口唇及四肢麻木、胸闷、出汗、心律失常、呼吸浅慢、血压和体温下降，甚至休克、呼吸衰竭。

（2）中毒解救：洗胃，其他对症治疗。

4. 巴豆中毒

（1）中毒表现：因刺激而口腔黏膜受损，流涎、恶心、呕吐、腹绞痛，水样便并可带血；呼吸浅慢，体温降低；谵妄、发绀、休克等。

（2）中毒解救：催吐、洗胃；其他对症治疗。

5. 天南星中毒

（1）中毒表现：唇舌肿大、麻木，味觉丧失，咽喉烧灼感，声音嘶哑，言语不清，口腔黏膜糜烂甚至脱落；头晕、心悸、四肢麻木，重者可有痉挛、呼吸麻痹。

（2）中毒解救：催吐，洗胃；必要时静脉输液及其他对症治疗。

三十一、药品的一般保管方法

1. 影响药物稳定性的因素

药品的有效期是指药品在规定的贮存条件下，能够保持质量合格的期限。在保管药品的过程中，影响药品质量的因素主要为阳光、空气、湿度、温度、时间。如二氧化碳被药品吸收，发生碳酸化而使药品变质；易引湿的药品如胃蛋白酶、甘油等；易风化的药品如硫酸阿托品、磷酸可待因、硫酸镁、硫酸钠及明矾等；青霉素加水溶解后，在25℃放置24小时，即大部分失效；又如脊髓灰质炎疫苗温度过高，会很快失效，而温度过低又易引起冻结或析出沉淀。

2. 不同性质药品的保管方法

（1）受光线影响而变质药品的保管方法：①凡遇光易引起变化的药品，如银盐、过氧化氢溶液等，为避免光线对药品的影响，可采用棕色瓶或用黑色纸包裹的玻璃器包装，以防止紫外线的透入。②需要避光保存的药品，应放在阴凉干燥、光线不易直射到的地方。

（2）易受湿度影响而变质药品的保管方法：①对易吸湿的药品，可用玻璃瓶软木塞塞紧、蜡封、外加螺旋盖盖紧。②控制药库内的湿度。

（3）易燃、易爆危险品：①易爆炸品：如苦味酸、硝化纤维、硝酸铵、高锰酸钾等。②自燃及易燃烧的药品：如黄磷在空气中能自燃。③易燃液体。

（4）易燃、易爆危险品的保管原则和方法：①此类药品应贮存于危险品库内。②危险品应分类堆放。③危险品库应严禁烟火。④危险品的包装和封口必须坚实、牢固、密封。⑤如少量危险品必须与其他药品同库短期贮存时，亦应保持一定的安全距离，隔离存放。⑥氧化剂保管应防高热、日晒，并与酸类、还原剂隔离。

第五章 药物疗法

一、给药的基本原则

(一) 药物的领取与保管

1. 药物的领取

(1) 患者每天所用药物由药房专人负责配药、核对，病区护士负责领回进行再次核对并分类放置。

(2) 病区备一定基数的常用药物，专人负责，及时领取、补充。贵重药、剧毒药及麻醉药凭医生处方领取，麻醉药须用专门处方。

2. 药物的保管原则

(1) 药柜放置：光线明亮处，不宜阳光直射，保持整洁。

(2) 药物放置：内服、外用、注射、剧毒药物等要分类放置。剧毒药、麻醉药加锁、登记并交班。

(3) 药瓶标签：应有明显标签，内服药蓝色边，外用药红色边，剧毒药黑色边。药名中、英文对照，标明浓度和剂量。

(4) 定期检查：凡没有标签或标签模糊，药物过期、变色、混浊、发霉和沉淀等，均不可使用。

(5) 根据性质分类保存：①易氧化和遇光变质的药物，如氨茶碱、维生素 C 等，应装入有色瓶或避光纸盒内，瓶盖拧紧，放于阴凉处；②易挥发、潮解或风化的药物，如乙醇、三溴片、过氧乙酸、碘酊、糖衣片、酵母片等，应装瓶盖紧；③易被热破坏的生物制品，如抗毒血清、疫苗、胎盘球蛋白等，根据其性质和对贮藏条件的要求，分别冷藏于 2～10℃ 冰箱内，或置于干燥阴凉处保存；④易燃、易爆的药物，如乙醚、环氧乙烷、乙醇等，应单独存放，密封瓶放于阴凉处，并远离明火；⑤对有期限的药物，应按有效期先后排列，定期检查，有计划地使用。⑥患者个人专用的特殊药，注明床号及姓名，单独存放，不得转借，以保证疗效。

（二）药疗原则

1. 根据医嘱给药 患者应遵医嘱用药。

2. 严格执行查对制度 三查：操作前、操作中、操作后查。七对：对床号、姓名、药名、浓度、剂量、方法、时间。此外，还要检查用药质量，对疑有变质或已超过有效期的药物，应立即停止使用。

3. 正确实施给药

（1）做到五个准确：即准确的药物；按准确的剂量；用准确的途径；在准确的时间内；给予准确的患者。

（2）做好用药指导：给药前做好解释，提高患者自我合理用药的能力。

4. 观察 用药后的疗效及不良反应，必要时做好记录。

（三）给药途径及次数和时间

1. 给药途径 舌下含化、吸入、口服、注射（皮内、皮下、肌肉、静脉）、直肠给药、外敷等。

2. 给药次数和时间 取决于药物的半衰期，以维持血液中药物的有效浓度。为方便书写，医嘱中给药次数和时间常用外文缩写（表5-1）。

表5-1 给药次数和时间的外文缩写及中文意译

外文缩写	中文意译	外文缩写	中文意译
Qd	每日1次	Am	上午
Bid	每日2次	Pm	下午
Tid	每日3次	Ac	饭前
Qid	每天4次	Pc	饭后
Qod	隔天1次	ID	皮内注射
Biw	每周2次	H	皮下注射
Qh	每小时1次	IM 或 im	肌内注射
Qn	每晚1次	IV 或 iv	静脉注射
Hs	临睡前	12n	中午12点
Prn	需要时（长期）	12mn	午夜12点
Sos	需要时（限用1次，12h有效）	St	立即

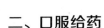

二、口服给药

药物经患者口服后，被胃肠道吸收利用，以达到治疗和诊断疾病目的的方法。口服给药为最常用、方便、经济、安全的给药方法。

（一）取药、配药和发药的方法

1. 取药 ①固体药用药匙取药；②水剂用量杯，更换药液品种时应将量杯洗净后再用；③药液不足1ml用滴管吸取计量（1ml为15滴）；④油剂及按滴计算的药液，可先在杯中加少许冷开水，再滴入药液，以免药液吸附在药杯壁，影响剂量；⑤个人专用药应单独存放，注明床号、姓名、药名、剂量，防止差错。

2. 配药 ①根据服药本摆药；②先配固体药，再配水剂；③数种药片可放在同一药杯内；多种药液分别放置在不同药杯中；④全部药物配完后，根据服药本重新查对一次，然后再请另一护士查对后方可发药。

3. 发药

（1）分发药物：按规定时间分发，核对床号、姓名，解释服药目的，分发药物。待患者服下后方可离开；患者不在或暂不能服药者，应将药物取回保管并交班。

（2）喂药：危重患者或不能自行服药者，应喂服；鼻饲患者须将药碾碎、溶解后从胃管内灌入。

（3）处理药杯：发药完毕，收回药杯，浸泡消毒后冲洗、清洁、消毒备用；一次性药杯也应作相应处理。

（二）注意事项

1. 发药前 先了解患者情况，如因特殊检查或行手术而需禁食者，暂不发药，并作好交班。

2. 发药时 患者如提出疑问，应虚心听取，重新核对，确认无误后给予解释，再给患者服下。

3. 根据药物性能，掌握用药中的注意事项

（1）对牙齿有腐蚀作用和使牙齿染色的药物，如酸类、铁剂，可用饮水管吸取药液，服药后漱口；服用铁剂禁忌饮茶，以免形成铁盐妨碍药物吸收。

（2）止咳糖浆对呼吸道黏膜起安抚作用，服后不宜饮水，以免冲淡药物。同时服用多种药物，应最后服用止咳糖浆。

（3）磺胺类药和退热药，服后宜多饮水。前者由肾脏排出，尿少时易析出结晶，使肾小管堵塞；后者起发汗降温作用，多饮水可增强药物疗效。

（4）健胃药饭前服，因其刺激味觉感受器，使胃液大量分泌，可增进食欲。

（5）助消化药及对胃黏膜有刺激性的药物，饭后服，以便使药物和食物均匀混合，有助于消化或减少对胃壁的刺激。

（6）强心苷类药物，服用前应先测脉率（心率）及节律，如脉率低于60次/分或节律异常，应停服并报告医生。

三、雾化吸入疗法

（一）超声雾化吸入法

超声雾化吸入法是应用超声波使药液变成细微的气雾，再由呼吸道吸入的方法。

1. 目的

（1）治疗呼吸道感染：达到消炎，镇咳，祛痰作用。

（2）改善通气功能：解除支气管痉挛，使气道通畅。

（3）预防呼吸道感染：用于胸部手术前与手术后。

（4）湿化呼吸道：配合人工呼吸器使呼吸道湿化。

（5）治疗：应用抗肿瘤药物治疗肺癌。

2. 结构和原理

（1）组成：超声波发生器、水槽、雾化罐、螺纹管、口含嘴或面罩。

（2）原理：超声波发生器输出高频电能，使水槽底部晶体换能器发出超声波声能，声能透过雾化罐底部的透声膜，作用于雾化罐内的液体，破坏药液表面张力，使之成为微细雾滴，通过导管随患者吸气而进入呼吸道。

（3）特点：①雾量大小可以调节；②雾滴小而均匀，药液随着深而慢的吸气可被吸到支气管和肺泡；③气雾温暖舒适。

3. 常用药物

（1）控制呼吸道感染：抗生素类，如庆大霉素、卡那霉素等。

（2）解除支气管痉挛：如氨茶碱、沙丁胺醇等。

（3）稀化痰液，帮助祛痰：如 α - 糜蛋白酶、乙酰半胱氨酸。

（4）减轻呼吸道黏膜水肿：如地塞米松等。

4. 方法

（1）水槽内加冷蒸馏水 250ml。

（2）雾化罐内放药液 30 ~ 50ml。

（3）开电源开关，调节雾量大小。

（4）面罩覆盖于患者口鼻部或将口含嘴放入口中，嘱患者紧闭口唇深吸气。

（5）使用中发现水槽内水温超过 60℃，需关闭机器换冷蒸馏水；若发现雾化罐内液体过少，可从盖上小孔注入药液，不必关机。

（6）治疗时间每次 15 ~ 20 分钟。

（7）治疗毕，先关雾化开关，再关电源开关，避免损坏电子管。

（8）清理、消毒用物。

5. 注意事项

（1）轻按晶体换能器和透声膜，水槽底部的晶体换能器和雾化罐底部的透声膜薄而质脆，易破碎，应轻按。

（2）水槽和雾化罐中切忌加温水或热水，只能加冷蒸馏水。

（3）需连续使用时，应间歇 30 分钟。

（二）氧气雾化吸入法

氧气雾化吸入法是利用高速氧气气流，使药液形成雾状，由呼吸道吸入。

1. 目的 消炎，镇咳，祛痰，解痉。

2. 常用药物 同超声雾化吸入法。

3. 方法

（1）稀释药液在 5ml 以内，注入雾化器。

（2）嘱患者漱口以清洁口腔。

（3）雾化器与氧气筒的橡胶管连接，调节氧流量达 6～10L/min。

（4）嘱患者手持雾化器，把喷气管放入口中，吸气时手指按住出气口，呼气时松开出气口。时间 10～15 分钟。

（5）吸毕，取出雾化器，关闭氧气开关。清理、消毒用物。

4. 注意事项

（1）雾化器中的药液应将弯管浸没。

（2）雾化器可直接接流量表，不使用湿化瓶或湿化瓶内勿放水，以防止药液被稀释。

（3）指导患者作深吸气动作，使药液充分到达支气管和肺内；呼气时，手松开出气管，防止药液丢失。

（4）操作时，严禁接触烟火和易燃品。

四、注射法

注射法是将无菌药液注入体内，达到预防和治疗疾病的目的。

（一）注射原则

1. 严格遵守无菌操作原则 注射前洗手、戴口罩。注射部位皮肤用消毒溶液涂擦。方法：以注射点为中心向外呈螺旋形涂擦，直径在 5cm 以上，待消毒液干后方可注射。

2. 严格执行查对制度 三查七对，并仔细检查药液质量、药物有效期及安瓿是否完整。

3. 选择合适的注射器和针头 根据药液量、黏稠度和刺激性的强弱选择。注射器应完整无裂缝，不漏气。针头应锐利，无钩、无弯曲，型号合适。注射器和针头衔接必须紧密。一次性注射器的包装应密封，并在有效期内。

4. 选择合适的注射部位 不能在发炎、化脓感染、硬结、瘢痕及患皮肤病处进针，防止损伤神经血管。

5. 注射的药物应临时抽取　药液现配现用，以防药物效价降低或污染。

6. 排空气　注射前排尽注射器内空气，严防空气进入静脉形成气栓，并防止浪费药液。

7. 抽回血　进针后，注射前应抽动活塞，检查有无回血。静脉注射必须见回血方可注入药液。皮下、肌内注射，抽吸无回血，才可注入药液。

8. 熟练掌握无痛注射技术　解除思想顾虑，分散注意力；体位合适，使肌肉松弛，易于进针；注射时做到二快一慢（进针和拔针快，推药液慢）；注射刺激性强的药物，针头宜粗长，且进针要深；同时注射几种药液，注意配伍禁忌，一般先注射无刺激性或刺激性弱的药物，再注射刺激性强的药物，且推药速度宜更慢，以减轻疼痛。

（二）用物准备及药液抽吸方法

1. 用物准备

（1）注射盘：皮肤消毒溶液（2%碘酊和70%乙醇，或安尔碘）、砂轮、棉签、弯盘等。

（2）注射器：由空筒和活塞两部分组成。其中空筒内壁、乳头、活塞须保持无菌，不得用手接触。

（3）针头：包括针尖、针梗、针栓三部分，除针栓外壁以外，其余部分须保持无菌。

2. 药液抽吸的方法

（1）自安瓿内吸取药液法：查对后将安瓿尖端药液弹至体部，用砂轮在颈部划一锯痕，用蘸消毒液的棉签消毒并拭去细屑，折断安瓿。将针头斜面向下放入安瓿内的液面下，抽动活塞，吸取药液，吸药时手只能持活塞柄。吸药毕，针头向上，轻拉活塞，使气泡聚集在乳头口，稍推活塞，驱出气体。最后将安瓿套在针头上备用。

（2）自密封瓶内吸取药液法：查对后除去铝盖中心部分，消毒瓶塞，待干。手持注射器，将针头插入瓶塞内，向瓶内注入与所需药液等量的空气，倒转药瓶及注射器，使针头在液面以下，吸取药液至所需量，拔出针头，驱出气体。

（3）吸取结晶、粉剂或油剂注射剂法：用生理盐水或注射用水（某些药物有专用溶媒）将结晶或粉剂溶化，待充分溶解后吸取。如为混悬液，需摇匀后再吸药。油剂可先加温（易被热破坏者除外）或将药瓶用两手对搓后再抽吸。吸取混悬液及油剂时应选用较粗的针头。

（三）各种注射法

1. 皮内注射法（ID）

（1）定义：将小量药液注射于表皮和真皮之间的方法。

（2）目的：①皮肤过敏试验；②预防接种；③局部麻醉的先驱步骤。

（3）部位：①过敏试验在前臂掌侧下段，因该处皮肤较薄，易于注射，且肤色较浅，局部反应易于辨认；②预防接种在上臂三角肌下缘。③局部麻醉在相应部位。

（4）持针姿势：平执式，即右手拇指、中指握住空筒，示指固定针栓，针尖斜面向上进针。

（6）进针深度：针尖斜面完全进入皮内。

（5）进针角度：针尖与皮肤呈5°角刺入皮内。

（7）注意事项：①患者对注射药物有过敏史者不作皮试。②忌用碘酊消毒皮肤，以免脱碘不彻底影响对局部反应的观察。③注射部位不可按揉。

2. 皮下注射法（H）

（1）定义：将小量药液注入皮下组织的方法。

（2）目的：①需迅速达到药效和不能或不宜经口服给药时采用；②预防接种；③局部供药，如局部麻醉用药。

（3）部位：上臂三角肌下缘、上臂外侧、腹部、后背、大腿外侧。

（4）持针姿势：平执式。

（5）进针角度：针尖与皮肤呈30°~40°角刺入皮下。

（6）进针深度：针头的2/3（1.5~2cm）。

（7）注意事项：①针头刺入角度不宜超过45°角，以免刺入肌层。②经常注射者，应更换部位，轮流注射。③药液少于1ml时，用1ml注射器吸药，保证药物剂量准确。

3. 肌内注射法（IM 或 im）

（1）定义：将药液注入肌肉组织的方法。

（2）目的：①不宜或不能作静脉注射、要求比皮下注射更迅速发生疗效；②注射刺激性较强或药量较大的药物。

（3）部位：选择肌肉较厚、离大神经和大血管较远的部位。有臀大肌、臀中肌、臀小肌、股外侧肌、上臂三角肌，其中以臀大肌最为常用。

○ 臀大肌注射定位法：①十字法，臀裂顶点向左或右划一水平线，然后从髂嵴最高点作一平分线，取外上四分之一处（避开内角）为注射部位；②联线法，髂前上棘和尾骨联线的外上1/3处为注射部位。

○ 臀中肌、臀小肌注射定位法：①二指法，即以示指尖和中指尖分别置于髂前上棘和髂嵴下缘处，这样髂嵴、示指、中指便构成了一个三角形，注射部位在示指和中指构成的角内；②三指法，髂前上棘外侧三横指处（以患者自己手指宽度为标准）。

○ 股外侧肌注射定位法：大腿中段外侧，成人为膝关节上10cm，髋关节下10cm，宽约7.5cm，此区大血管、神经干很少通过，部位较广，适用于多次注射。

○ 三角肌注射定位法：上臂外侧，自肩峰下2～3横指处。此处肌肉少，只能作小剂量注射。

（4）体位：①侧卧位，上腿伸直，下腿稍弯曲；②俯卧位，足尖相对，足跟分开；③仰卧位，常用于危重及不能翻身的患者；④坐位，便于操作。

（5）持针姿势：执笔式（握毛笔式），即右手拇指、示指握住空筒，中指固定针拴进针。

（6）进针角度：针尖与皮肤呈90°角刺入肌肉组织。

（7）进针深度：针头的2/3（2.5～3cm）。

（8）注意事项：2岁以下婴幼儿，因臀部肌肉发育不完善，臀大肌注射有损伤坐骨神经的危险，应选用臀中肌、臀小肌及股外侧肌注射。

4. 静脉注射法（IV 或 iv）

（1）定义：将无菌药液注入静脉的方法。

（2）目的：①药物不宜口服、皮下或肌内注射且需迅速发生药效时采用；②作诊断性检查；③静脉营养治疗；④输液或输血。

（3）部位：四肢浅静脉（肘部的贵要静脉、正中静脉、头静脉和手背、足背、踝部等静脉）。

（4）持针姿势：平执式。

（5）进针角度：针尖与皮肤呈 15°～30°角进针。

（6）进针深度：见回血（证实针头进入静脉）再平行进入少许。

（7）穿刺部位：穿刺部位上方约 6cm 处扎止血带；穿刺部位的肢体下垫小枕。

（8）注意事项：①观察注射局部及病情变化，防止药液外溢而发生组织坏死；②长期静脉给药者，应注意保护静脉。

（9）静脉注射失败的常见原因：①针头斜面一半在血管外，可有回血，但推注药液可有局部隆起、疼痛；②针头斜面刺破对侧血管壁，即针头斜面部分在血管内，部分在血管外，可有回血，部分药液溢出至深层组织；③针头斜面穿透对侧血管壁，即针头刺入过深，穿透下面的血管壁，无回血，药液注入深层组织，有疼痛。

5. 股静脉注射法

（1）目的：用于急救时做加压输液、输血或采集血标本。

（2）部位：在股三角区，髂前上棘和耻骨结节联线的中心为股动脉，股动脉内侧 0.5cm 处为股静脉。

（3）体位：仰卧位，下肢伸直略外展。

（4）进针角度：针头和皮肤呈 90°角或 45°角进针。

（5）注意事项：①严格执行无菌操作，防止感染。②操作完毕拔针后需用无菌纱布加压止血 3～5 分钟。③如抽出为鲜红色血液，提示误入股动脉，应立即拔出针头，用无菌纱布压迫穿刺处 5~10 分钟，直至无出血为止。

五、药物过敏试验法

（一）青霉素过敏试验法及过敏反应的护理

1. 青霉素过敏反应的预防

（1）青霉素过敏试验前详细询问患者的用药史、药物过敏史及家族过敏史。

（2）凡初次用药、停药 3 天后再用，以及在应用中更换青霉素批号时，均须按常规做过敏试验。

（3）已知有过敏史者，禁做过敏试验。

（4）正确实施药物过敏试验，准确配制药液，严格掌握方法，认真观察反应，正确判断结果。

（5）皮试结果阳性者不可使用青霉素，并在相关医疗文件上注明，同时将结果告知患者及家属。

（6）皮肤试验液必须临用时配制，因青霉素水溶液在室温下易产生青霉烯酸和青霉噻唑酸等过敏物质，引起过敏反应，还能使药物效价降低，影响治疗效果。

（7）加强责任心，严格查对，注射前做好急救准备工作。每次注射后，嘱咐患者不要离开，观察 30 分钟。

2. 青霉素皮试液剂量　以每毫升含青霉素 100~500 单位的皮内试验液为标准，注入剂量为 0.1ml，含青霉素 20~50 单位。

3. 结果判断

（1）阴性：皮丘大小无改变，周围无红肿、红晕，无自觉症状。

（2）阳性：皮丘隆起增大，出现红晕，直径大于 1cm，或红晕周围有伪足、痒感，可有头晕、心慌、恶心，甚至发生过敏性休克。

4. 青霉素快速过敏试验法

（1）原理：青霉素分子结构中的酸根带负电荷，在水溶液中电离后，负离子含致敏原。当直流电通过时，其负离子可通过负极透入皮下，与体内蛋白质结合变成抗原，对青霉素过敏的人，在电极板下的皮肤有阳性反应现象。

（2）试验液剂量：1ml 含 1 万单位青霉素（注射用水稀释）。

（3）操作步骤如下。

1）用注射用水或蒸馏水浸湿纱布（忌用乙醇），擦净前臂掌侧皮肤。

2）在电极板方形的负极滴青霉素皮试液一滴，中间圆形正极滴注射用水一滴，另一圆形正极滴 0.25% 普鲁卡因试验液一滴（在注射普鲁卡因青霉素时用），将电极板束于前臂掌侧面，调节松紧度。

3）将电流调至 50～80μA 之间，电压维持在 9～12V 之间，启动开关，待电流稳定后计时 5 分钟。试验结束报警，电流中断后整理用物，观察反应。

（4）试验结果的观察。

○ 阴性：青霉素和注射用水的试验处皮肤充血和压迹程度相同，在 1～2 分钟后消失，全身无反应。

○ 阳性：试验处皮肤出现明显突起的风团或大丘疹，周围充血或不充血。部分患者有白斑，也认为是阳性。强阳性可有局部痒、刺痛、灼热等感觉或全身反应。为防止迟缓反应，需继续观察 5 分钟，并在注射前再观察一次。

5. 过敏反应表现

（1）过敏性休克：发生时间多在用药后 5～10 分钟内，甚至在用药后数秒钟内，呈闪电式发生，既可发生在青霉素皮内过敏试验过程中，也可发生在初次肌内注射及连续用药的过程中。临床表现如下。

○ 呼吸道阻塞症状：由于喉头水肿、支气管痉挛及肺水肿所致，表现胸闷、呼吸困难、濒危感。

○ 循环衰竭症状：面色苍白、冷汗、发绀、烦躁不安、脉细弱、血玉下降等。

○ 中枢神经系统症状：由于缺氧、脑水肿所致，表现为头晕、眼花、面及四肢麻木、意识丧失、抽搐、大小便失禁等。

○ 皮肤过敏症状：瘙痒、荨麻疹及其他皮疹等。

上述症状以呼吸道症状或皮肤瘙痒最早出现，因此应注意观察，并倾听患者的主诉。

（2）血清病型反应：一般在用药后 7～12 天内发生，其表现与血清病相似，有发热、皮肤瘙痒、荨麻疹、全身淋巴结肿大、腹痛等。

（3）其他过敏反应的表现：可有荨麻疹、恶心、呕吐、腹泻等。

6. 过敏反应护理

由于青霉素过敏性休克来势凶猛，务必做好预防及急救准备，一旦发生，应分秒必争，就地抢救。

（1）停药、平卧、报告医生。

（2）首选药物：0.1% 盐酸肾上腺素 1ml 皮下注射。症状如不缓解，可每隔半小时皮下或静脉注射该药 0.5ml，直至脱离危险期。

（3）改善缺氧症状：给予氧气吸入，呼吸受抑制时，应立即进行口对口人工呼吸，并肌内注射尼可刹米、洛贝林等呼吸兴奋剂。有条件者可插入气管导管，借助人工呼吸机辅助或控制呼吸。喉头水肿导致窒息时，应尽快施行气管切开。

（4）遵医嘱给予激素和抗组胺类药物等。

（5）心搏骤停：立即进行复苏抢救，如实施胸外心脏按压、人工呼吸等急救措施。

（6）扩充血容量：静脉滴注 10% 葡萄糖溶液或平衡盐溶液。如血压仍不回升，可按医嘱加入多巴胺或去甲肾上腺素静脉滴注。

（7）观察与记录：密切观察病情，记录患者生命体征、神志和尿量等病情变化；不断评价治疗与护理的效果，为进一步处置提供依据。

（二）链霉素皮试液剂量及过敏反应护理

1. 皮试液剂量 每毫升含 2500 单位链霉素生理盐水溶液为标准，皮内注入 0.1ml 含链霉素 250 单位。

2. 过敏反应护理同青霉素 此外，可按医嘱静脉注射 10% 葡萄糖酸钙或 5% 氯化钙，因钙离子可与链霉素络合，从而减轻链霉素的毒性症状。

（三）TAT 皮试液剂量、结果判断及脱敏注射法

1. 皮试液剂量 每毫升含 150 IU 的 TAT 生理盐水溶液为标准，皮内注入

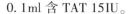

0.1ml 含 TAT 15IU。

2. 结果判断

（1）阴性：局部无红肿，全身无异常反应。

（2）阳性：局部皮丘红肿，硬结大于 1.5cm，红晕直径超过 4cm，有时出现伪足，主诉痒感。全身过敏反应表现同青霉素，以血清病型反应多见。

3. 脱敏注射法 即多次、小剂量（剂量递增）肌内注射药物，每隔 20 分钟注射 1 次（表 5 - 2），密切观察下进行。脱敏过程中，发现患者有气促、发绀、荨麻疹、头晕或过敏性休克时，应立即停止注射，并配合医生进行抢救；如反应轻微，待症状消退后，酌情增加注射次数，减少剂量，以顺利注入所需的全量。

表 5 - 2 TAT 脱敏注射法

次数	抗毒血清	生理盐水
1	0.1ml	0.9ml
2	0.2ml	0.8ml
3	0.3ml	0.7ml
4	余量	稀释至 1ml

（四）普鲁卡因、细胞色素 C 皮试液剂量

1. 普鲁卡因皮试液剂量 0.25% 普鲁卡因液 0.1ml（含 0.25mg）作皮内注射。

2. 细胞色素 C 皮试液剂量 细胞色素 C 试验液 0.1ml（含 0.075mg）作皮内注射。

（五）碘过敏试验法

1. 皮内注射法 取碘造影剂 0.1ml 作皮内注射，20 分钟后观察结果。

2. 静脉注射法 取碘造影剂 1ml 缓慢注入静脉，注射后 5 ~ 10 分钟观察结果。在静脉注射造影剂前，先作皮内试验，结果阴性方可作静脉注射试验。

3. 结果判断 皮内注射者局部红肿、硬块，直径大于 1cm 为阳性。静脉注射者如有血压、脉搏、呼吸和面色等改变者为阳性。

第六章 老年人安全用药的护理总论

第一节 概 述

药物治疗是保证老年人战胜疾病、恢复健康、减少死亡的重要措施之一，而治疗的关键在于正确使用药物。老年人患病率高，用药多。据有关资料统计：老年人平均用药量约是青年人的 5 倍以上。加之老年人肝、肾功能减退，排泄变慢，容易发生药物中毒或药物的不良反应（ADR）。因此，老年人用药应特别谨慎，以防药物蓄积所致的副作用。

一、老年人药物代谢的特点

（一）药物的吸收

口服给药是老年人最常用的给药途径。药物的吸收与胃液的酸碱度、胃的排空速度、肠蠕动等情况有关。老年人随着年龄增长，胃肠道功能改变，可能影响胃肠道的药物吸收。

老年人的胃肠道特点：①胃黏膜逐渐萎缩，胃酸分泌减少，至 70 岁胃酸可减少 20%～25%，对药物的解离和溶解会产生明显的影响，因而影响药物吸收。②胃肠道排空速率减慢，药物在胃停留时间延长，这样可造成药物在胃内吸收量的改变。③胃肠道血流量减少，65 岁老年人胃肠道血流量约减少 40%，可减少或延长药物的吸收，如半乳糖、维生素 B、铁及钙制剂等。④胃肠道吸收细胞和吸收表面可能减少 30%，细胞吸收功能降低，特别是影响主动转运吸收的过程。⑤胆汁和消化酶分泌减少。

（二）药物的分布

影响老年人体内药物分布的主要因素如下。

（1）血浆蛋白降低：老年人由于营养不良或肝功能减退等情况，很容易造成血浆蛋白的浓度下降。血浆蛋白降低会使血中结合型药物量减少，而非结合型药物增多。由于只有非结合型的药物才能进入细胞产生药物效应，所以同样的血药浓度下，老年人的药物效应有所增强，毒副作用增大。

（2）肌组织减少，脂肪比例增加，体内水分不足，致使一些水溶性较强的药物（如解热镇痛药安替比林、对乙酰氨基酚、地高辛、派替啶等）在体内组织的分布减少，血药浓度较高，因此副作用或毒性反应出现机会增加。相反，脂溶性较大的药物（如地西泮、苯巴比妥、利多卡因等）因组织中分布较多，消除慢，作用时间延长，容易引起蓄积中毒。

（3）老年人心输出量减少，血流灌注不足，影响药物达到组织器官的浓度。

（三）药物在体内的代谢

老年人由于肝脏重量减少，肝血流量下降，药酶活性减弱等因素，肝脏的解毒功能降低，药物在肝脏的第1相代谢（包括氧化、还原、水解等）减少，容易发生蓄积中毒。老年人在应用主要经肝脏代谢的药物时，应减少剂量，一般为青年人的 1/3 ～ 1/2 剂量，用药间隔时间也应延长。特别是已有肝病存在的老年患者，用药时更应注意用药剂量和给药时间间隔。

（四）药物的消除

药物的消除主要是指药物经肝脏的转化后从肾脏排出的过程。老年人肾脏的血流减少（仅为成人的 50%）、肾小球的数目和肾脏对血液的滤过功能都明显降低。因而药物排泄延缓，使药物在体内滞留时间延长，故在使用别嘌醇、普鲁卡因胺、甲基多巴、地高辛、呋塞米、乙胺丁醇、氯磺丙脲、西咪替丁、苯巴比妥、锂盐、氨基糖苷类抗生素、青霉素 G 及大剂量服用头孢菌素类呋喃妥英、金刚烷胺等药物时应注意调整剂量和给药时间间隔。

二、老年人药效学特点

老年人由于生理学的改变，引起药效学方面发生变化。引起这些改变的原因涉及药物作用的靶器官（靶组织）的功能变化、受体数目和亲和力、信息传递机制与内环境稳定机制等。老年人对很多药物的反应性增加，即靶器官对药物的敏感性增加；少数药物的反应性降低，即靶器官对药物的敏感性降低。

（一）对心血管系统药物反应性改变

1. 心血管系统变化 ①心脏重量略有增加，但心肌内 ATP 酶活性降低，脂褐质沉着，心肌细胞萎缩、纤维样变，心肌纤维间淀粉样物质沉积；②窦房结起搏细胞减少，传导系统退行性变；③动脉血管弹性纤维减少，胶原纤维增多，血管增厚，弹性减弱，外周阻力增加等。

2. 对药物反应性增强 对洋地黄类强心苷的正性肌力作用敏感性降低，而对其毒性反应的敏感性增高；在应用 β 受体阻断剂及肾上腺素能阻滞剂等降压药时容易发生直立性低血压；抗心律失常药物可能引起窦性停搏，甚至阿 - 斯综合征。

（二）对内分泌药物反应性改变

（1）老年人对胰岛素耐受能力下降，胰岛素和口服降糖药物均可引起低血糖反应。同时，老年人大脑耐受低血糖能力也差，如不及时纠正低血糖可引起严重或永久性脑损害。因此，老年患者在选用降糖药物时，应以短效药物为宜。

（2）老年患者应用糖皮质激素类药物较年轻人更易引发消化性溃疡、出血和穿孔，并容易引起骨质疏松症。

（三）中枢神经系统药物敏感性改变

老年人随着增龄，有脑细胞数减少、脑重量减轻、脑血流量减少、脑代谢降低、脑功能衰退等表现。老年人中枢神经系统退行变化可以引起对中枢神经抑制药反应性改变，使老年人对中枢性抑制药物特别敏感，包括催眠镇静药、安定类药、抗抑郁药、止痛药等，也可对某些药物出现异常反应。如服用地西泮可引起精神错乱；苯巴比妥引起兴奋不安；氯丙嗪引起自杀；氟喹诺酮类药在常用剂量下引起惊厥等。

（四）对抗凝药物敏感性改变

老年人对肝素和口服抗凝血药敏感性增高。一般治疗剂量可能引起较长久的凝血障碍，甚至发生自发性出血的危险。这可能与以下因素有关：①老年人饮食中维生素 K 含量不足；②胃肠道对维生素 K 吸收能力下降；③老年人对维生素 K 清除率增高，或凝血酶原复合物对维生素 K 的反应性降低；④老年人肝脏合成凝血因子能力下降；⑤老年人在受体水平对华法林的敏感性增高；⑥老年人血管变性而致止血反应障碍等。

第二节　安全用药的护理

据统计我国每年 5000 万住院患者中，至少有 250 万人的入院与药物不良反应（ADR）有关，其中老年人数比成年人高 3 倍以上。在致死的 19 万病例中，老年人占一半。故老年人合理用药是一个亟待解决的问题。

一、老年人安全用药的基本原则

1. 受益原则　老年人用药必须权衡利弊，根据病情和药物性能合理选择药物品种与给药方法，以确保用药对患者有益，并注意药物的相互作用与禁忌证，预防药物过敏。老年人除急症和器质性病变外，应尽量少用药。

2. 慎多药联用原则　研究结果显示：药物种类越多，发生毒副作用的概率越大。老年人常同时服用多种药物，发生毒副作用的可能更大。所以，老年人用药品种不宜过多，一种药物最好，若需联合用药，以不超过二种为好，最多不超过五种。

3. 选择时间原则　最大限度发挥药物作用，尽可能降低毒副作用。就是根据时间生物学和时间药理学原理及疾病发作、加重与缓解的昼夜节律变化特点，选择最合适的用药时间进行治疗。

4. 小剂量原则　老年人除了维生素、微量元素、消化酶类药物等可用成人剂量外，其他所有药物都应低于成人剂量。60 岁及以上的老年人一般药物剂量为成人量的 3/4，个别特殊的药物如洋地黄类药物剂量为成人用量的 1/3 ~ 1/2。对于治疗剂量范围狭窄的药物，易引起不良反应，所以剂量应由小到大，一般可以从 1/2 量开始，然后根据疗效和不良反应进行调整，直到达成人剂量的 2/3 或 3/4；对于治疗剂量范围大的药物，亦不宜随意服用。

5. 剂量个体化的原则 老年人用药量要少，但由于个体的差异，在用药过程中一旦出现严重的不良反应要适时停药或减量。

6. 暂停用药原则 老年人用药期间应密切观察，一旦发生任何新症状都应考虑不良反应或病情进展，暂停用药，并根据病情选择停药或加药。

7. 忌随意滥用药物和保健制品 凡是药物都有一定的毒副作用，所以一定要掌握用药的适应证，遵从医嘱用药。

8. 严密观察不良反应 注意药物与药物、药物与食物之间的相互作用，严密观察药物的不良反应。

二、老年人服药能力评估

评估的内容应包括以下几个方面。

（1）老年人的理解力、记忆力，如能否说出服药方法；能否区别各类药物；能否坚持服药。

（2）老年人的视力、听力、吞咽能力、口腔状态、手足功能等，如是否有能力自己准备药物，如从药袋或药瓶中取出药物、计算用量、开关瓶盖、辨认刻度等；有无吞咽困难等情况；有无义齿引起的吞咽障碍。

（3）老年人的饮食习惯，老年人饮食是否有规律，进食时间、饮食种类、饮食习惯与服药方法及药物疗效是否一致。

（4）老年人对药物的心理反应，是否期待药效；是否依赖药物作用；是否对药物持反感情绪或恐惧心理。

（5）老年人的经济状况，是否由于经济上不宽裕而自行节省用药或减量服用。

三、选择合理的给药途径

（一）口服用药

此途径给药简单、方便且较为安全，也不会给老年人造成太大的痛苦，乐于被老年人所接受。但通过这种途径给药，吸收较缓慢，故不适用于急诊患者。

（二）皮下、肌内注射

皮下或肌内注射可以使药物在短时间内达到病灶部位，所以起效快。但由于老年人肌肉减少，注射时容易损伤神经或其他组织，所以，一般不宜采用肌内注射法。如果必须采取肌内注射给药，在注射前应认真选择注射部位，确认组织厚度，保证操作过程无菌；且要求注射针头不宜太粗、长短适宜、注射器具清洁无菌。对患有糖尿病需长期注射胰岛素的老年人，应制订好注射计划。如交替注射于腹壁、大腿、三角肌等处，有计划地选择注射部位，避免反复在同一部位注射，以防组织坏死。

（三）静脉给药

静脉给药起效快，对于急性疾病或危重病宜用此途径给药。在通过此途径给药时，一定要考虑老年人心脏的功能状况，尽量减慢给药的滴速和减少输入液体的量。一般，每天输液的量应控制在 1500ml 以内为宜，输生理盐水每天不得超过 500ml。在输葡萄糖注射液时要警惕患者有无糖尿病，若有糖尿病应加适量胰岛素及钾盐。

（四）其他途径

其他如舌下含化、直肠给药、雾化吸入、皮肤给药等途径给药，要根据老年人的具体病情、安全性等综合考虑来加以选用。

四、指导老年人安全用药

在确定老年人具有自己服药的能力后，针对老年人用药的不同特点，护理人员或家属应协助做好以下工作。

（一）作好药物标记

若老年人每次服用药物种类过多或者老年人自理能力差，家人可将药物从包装袋里取出，把药物的名称、药效、用量、服用时间（饭前、饭后、睡前等）为老年人做详尽的讲解，并用老年人能看清楚的大字做好标识，配好每次服用的药物量，放置在有明显颜色标识的药袋中。如有红色标识的药袋为早晨服用药物，白色标识为午间用药，晚间用绿色标识等。每次用药后家人应检查药物是否确实已经服用。

（二）按时用药

可使用闹钟或其他方法加强老年人的时间观念，并将药物放在固定的、老年人易看到的地方，提醒其准时用药，防止间歇性服用或漏服。

（三）指导用药

老年人服用药物以前应检查药物是否有过期、变质等情况。若老年人理解能力尚好，护理人员应在服用药物之前，将服药后可能出现的副作用或不良反应，通俗易懂地向老年人描述。同时，服药期间应关心老年人，并经常与其沟通，了解老年人是否有不适或异常感觉。如果家庭经济条件允许，应备有体温计、电子血压仪等物品，以便及时监测老年人的生命体征（体温、脉搏、呼吸与血压等）。老年人在服药期间一旦出现异常症状应立即停止用药，保存好残药，到医院就诊。

（四）剂量与配伍禁忌

服药过程中如需减量或改变剂量都要经过医生许可，且要注意配伍禁忌（如麻黄碱不能与呋喃唑酮合用，红霉素与阿司匹林不可同服，服用磺胺类药物时禁止服用维生素C）、药物与食物之间的相互关系等。

（五）服药方法

服用刺激性或异味较重的药品时，可根据药物性质将药物溶于水，用吸水管饮服。服用后可饮用果汁以减轻不适感。服药后要多饮水，如果医生允许，片剂可研碎、胶囊剂可去除胶囊将粉状物溶于水后饮用，但需注意糖衣片不可碾碎服用。对每次服用药物种类较多的老年人，要协助其分次吞服，以免发生误咽或哽噎。

（六）药品保管

告诉其家属不要将药物放在老年人的床头桌上。因为老年人在睡意蒙眬之际，很容易吃错药或服药过量。另外，部分老年人有将各种各样的药堆积在药柜中的习惯，这样做有弊无益。应指导老年人只保留其正在服用的药物和常用的药物，而将其他已部分用过的药物全部弃去。如果药物过期，其疗效不仅减低，甚至对人体有害。

（七）特殊患者处理

面部肌肉麻痹的老年人口内可能残留药物，服药后应让老年人张口以确认有无残留。患脑血管病的老年人多有患肢瘫痪、手指颤抖及吞咽困难等症状，药物应由家人喂下，平时可协助锻炼老年人的肢体功能，练习自己从药袋取药。

五、观察药物的不良反应

老年人用药后发生药物不良反应的概率较高，往往是青年人的 3~7 倍。因此医护人员和老年人的家属，都应该加倍关注老年人用药后的反应及影响药物疗效的因素。在家庭护理中，护理人员不但自己要能正确使用药物，而且还要指导家庭照料者与老年人正确使用和保管药物，以充分发挥药物疗效，减少或避免发生不良反应。老年人用药常见的不良反应如下。

1. 毒性反应　指药物剂量过大所引起的不良反应。常见的毒性反应有胃肠道反应（如恶心、呕吐、腹泻、黄疸等）、中枢神经系统反应（头晕、耳鸣、听力下降等）、心血管反应（血压下降、心动过速或过缓、心律不齐等）。

2. 副作用　指药物产生的与治疗目的无关的作用，如麻黄碱在解除哮喘时可引起失眠。

3. 变态反应　常见的有皮疹、皮炎、发热、血管神经性水肿等，严重者可发生过敏性休克。

4. 老年人不良反应表现形式　老年人不良反应表现形式比较特殊，除以上症状外，更多见的是老年病五联症——精神症状、跌倒、大小便失禁、不想活动、生活能力丧失，极易导致误诊和漏诊，故应该给予特别关注。

六、老年人易出现不良反应的药物及对策

老年人最易出现不良反应的药物有抗生素、镇痛药、强心苷类、中枢神经抑制药、抗心律失常药、抗高血压药、抗凝血药及利尿药等。

1. 青霉素　老年人肾脏分泌功能衰退使排泄缓慢，致使血药浓度升高，易出现中枢毒性反应，如意识障碍、惊厥、癫痫样发作、昏迷等。当老年患者控制感染需较大剂量青霉素时，应考虑其肾功能状况，减少剂量或延长给药间隔时间。

2. 头孢菌类 本类药对肠道菌群的强力抑制作用可导致菌群失调，老年人由于消化道功能普遍减弱，更易引起维生素 K 缺乏及假膜性肠炎等二重感染。

3. 庆大霉素、卡那霉素 主要经肾脏排泄，老年人肾脏功能降低，药物半衰期延长，耳、肾毒性增强，应慎用。必须用药时可参考老年人肌酐清除率调整剂量或给药间隔时间。

4. 四环素 老年人肾小球滤过率降低可使该药半衰期延长，副作用增强，宜减少给药剂量或延长给药间隔时间。

5. 对乙酰氨基酚 副作用少，是较安全的解热镇痛药物。但老年人因血浆半衰期明显延长，禁止大剂量或长期应用。

6. 哌替啶（度冷丁） 老年人血浆中蛋白结合率降低而有较多的游离型药物到达受体部位，更易出现恶心、低血压及呼吸抑制等副作用。开始时宜小剂量，且剂量需个体化。

7. 地西泮（安定） 老年人长期服用后，较易发生中枢抑制性副作用，宜减少剂量。

8. 阿米替林、丙米嗪 多数老年人服用后易出现不安、失眠、健忘、激动、定向障碍、妄想等症状，可能与神经系统功能变化有关，与剂量关系不大。发现后应停药。

9. 巴比妥类 可延长中枢抑制作用或出现兴奋激动等，可能由于排泄或代谢功能变化所致。老年人应慎用巴比妥类药物。

10. 苯妥英钠 该药血浆蛋白结合率较高，对于肾功能低下或患有低蛋白血症的老年人，可增加神经或血液方面的副作用。应根据年龄适当减少剂量。

11. 左旋多巴 易发生严重副作用，如恶心、呕吐、低血压、晕厥、抑郁症加重、定向性障碍、妄想等。宜减少剂量并严密观察副作用的发生。

12. 吩噻嗪类 震颤麻痹发生率较高，且常为永久性。应用时宜开始用小剂量，并个体化给药，严密观察防止震颤麻痹副作用的发生。

13. 地高辛 老年人肾清除能力衰退使药物半衰期延长，血药浓度增高，常规剂量易出现中枢性毒性（恶心、呕吐）或心脏毒性（心律不齐、房室传导阻滞、窦性停搏等)。应按老年人非脂肪体重计算,或按肾功能调整剂量,严密观察临床反应,有条件时监测血药浓度。

14. 利多卡因 半衰期延长,高剂量时易出现精神错乱和心脏抑制,应监测血药浓度。老年人有传导阻滞、脑血管病或过敏时禁用。

15. 普萘洛尔 老年人肝功能变化或血浆蛋白含量降低可使副作用增多,如头痛、眩晕、嗜睡、心动过缓、低血压、心脏传导阻滞等。剂量宜个体化并严密观察副作用的发生。

16. 华法林 老年人用药后作用及副作用均增强,可能与老年人血浆蛋白含量降低及对华法林的作用较敏感有关。在用药过程中应观察出血迹象(血尿、大便潜血),并经常监测凝血时间。

17. 肝素 老年人(尤其女性)用药后出血发生率增加。用药期间应严密观察出血迹象,并避免同时应用抗血小板药物(如阿司匹林)。

18. 利尿药 老年人调节功能降低,应用利尿药易引起脱水和电解质失衡,应严密监测。一般情况下,只用较温和小剂量的利尿药就可产生较强的药效;当肾小球滤过率降低较多(达50%),噻嗪类利尿药效果不好时,采用髓袢利尿药仍可有效。

19. 博来霉素 对老年人易产生肺毒性反应(如肺炎样变和肺纤维化),必须在用药过程中监测肺功能,特别是在总剂量超过400mg时更应检查。

20. 铁制剂 可因胃酸分泌减少而致吸收量不足,疗效不明显。宜同时服稀盐酸或增加剂量。

七、肝功能不全患者用药

(一)肝功能不全患者用药原则

(1)明确诊断,合理选药。

(2)避免或减少使用对肝脏毒性大的药物。

(3)注意药物相互作用,特别应避免肝毒性的药物合用。

(4)肝功能不全而肾功能正常的患者可选用对肝功能毒性小,并且从肾脏排泄的药物。

（5）开始用药时宜小剂量，必要时进行血药浓度监测，做到给药方案个体化。

（二）肝功能不全患者抗菌药物的选择

可按正常剂量使用的抗菌药物	青霉素、头孢唑林、头孢他啶、氨基糖苷类（庆大霉素、妥布霉素、阿米卡星等）、多粘菌素类、万古霉素、单环菌素类、碳青霉烯类
需减量慎用的抗菌药物	阿洛西林、美洛西林、哌拉西林、头孢噻吩、头孢噻肟、红霉素、克林霉素、林可霉素、氟喹诺酮类、氟胞嘧啶
避免使用的抗菌药物	四环素、土霉素、氯霉素、红霉素酯化物、磺胺药、酮康唑、咪康唑、利福平、异烟肼
禁用的抗菌药物	两性霉素 B（有肝毒性，可致黄疸）

八、肾功能不全患者用药

（一）肾功能不全患者用药原则

（1）明确诊断，合理选药。

（2）避免或减少使用对肾脏毒性大的药物。

（3）注意药物相互作用，特别应避免肾毒性的药物合用。

（4）肾功能不全而肝功能正常者可选用具有双通道排泄的药物。

（5）根据肾功能的情况调整用药剂量和给药间隔时间，必要时进行血药浓度监测，设计个体化给药方案。

（二）肾功能不全患者抗菌药物的选择

可按正常剂量略减剂量使用的抗菌药物	阿莫西林、氨苄西林、美洛西林、哌拉西林、头孢噻肟、头孢哌酮、头孢曲松、红霉素、螺旋霉素、氯霉素、磷霉素、多西环素、林可霉素类、利福霉素类、环丙沙星、甲硝唑、酮康唑、异烟肼、乙胺丁醇
可用但剂量需中等度减少的药物	青霉素、阿洛西林、羧苄西林、头孢噻吩、头孢氨苄、头孢唑林、头孢孟多、头孢呋辛、头孢西丁、头孢他啶、头孢唑肟、头孢吡肟、拉氧头孢、氨曲南、亚胺培南、氧氟沙星、甲氧苄啶

续表

避免应用，确有指征应用时需在血药浓度监测（TDM）下并显著减量使用的药物	庆大霉素、卡那霉素、妥布霉素、阿米卡星、奈替米星、链霉素、万古霉素、两性霉素 B、替考拉宁、氟胞嘧啶
禁用的药物	四环素类（多西环素除外）、呋喃妥因、萘啶酸等。匹环素、土霉素的应用可加重氮质血症，呋喃类和萘啶酸可在体内明显积聚，产生对神经系统的毒性反应。故均不宜应用，可选用其他抗菌活性相仿、毒性低的药物替代

九、能引起尿、粪变色的药物

1. 能引起尿色改变的药物

抗精神病药	氯丙嗪（冬眠灵）服后尿液可变成红色或红棕色
解热镇痛药	氨基比林可使尿液变红；安替比林使尿液变红或黄色
抗生素	利福平可使尿液变成橘红至红色；甲硝唑（灭滴灵）使尿液色泽加深；呋喃妥因（呋喃坦啶）、呋喃唑酮（痢特灵）可使尿液变黄至棕色
维生素	维生素 B_2（核黄素）服后使尿液变深黄色。
利尿药	氨苯蝶啶使尿液变为蓝色；非那吡啶服后尿液可变成橙红色
抗疟药	氯喹、扑疟奎宁使尿液变成黄至棕色
缓泻药	酚酞（果导）使尿液变红，尤其在碱性的尿液中更甚
抗凝血药	苯茚二酮可使尿液变成橘黄色或粉色

2. 能引起粪便变色的药物

铁制剂	硫酸亚铁、葡萄糖酸亚铁、枸橼酸铁、乳酸亚铁（朴雪）、富马酸亚铁（富马铁）、右旋醣酐铁、山梨醇铁制剂服用后大便可变为黑色
解热镇痛药	保泰松、羟基保泰松可使大便变红或黑色；水杨酸钠可使大便变为红至黑色
抗生素	利福平可使大便变成橘红至红色
抗酸药	复方铝酸铋（胃必治）、枸橼酸铋钾（德诺）、复方碱式硝酸铋（胃速乐、胃乐）、胶体果胶铋（维敏）服后使大便变黑
抗凝血药	华法林、双香豆素、双香豆素乙酯、醋硝香豆素（新抗凝）可使大便变红

第三节　家庭用药指导

随着国家医药制度的改革，非处方药（Over The Counter，OTC）的实施，"大病进医院，小病进药店"正逐渐成为现实。非处方药是指某些药不需要医师处方，患者及其家属可直接购买使用，从而使轻微疾病与慢性疾病等能及时得到治疗或缓解的药物。据统计，世界上约有40%的药物属于自我用药范围。目前，日本的非处方药约有3000余种，德国有2000余种，英国有近千种，而美国则多达30余万种。我国非处方药实施的较晚，目前，已颁布的中西药共300多个品种。

非处方药的范围，从国外情况看，包括抗感冒药、解热镇痛药、止咳药、助消化药、抗胃酸药、消炎药、维生素、驱肠虫药、滋补药、避孕药、通便药、外用药及护肤保健药等。

虽然OTC具有应用安全、疗效确切、质量稳定、使用方便的特点，但任何药物均有副反应，只是程度不同而已。所谓非处方药安全性好，是相对而言的，绝不能随意购买，滥服、滥用。

一、家庭药品选购的一般原则

非处方药虽然是经过医药专家们的严格遴选和国家行政部门的审批，符合遴选原则的药品比较安全，但它们毕竟是药品而不是食品。因此，为了发挥药效，保证安全用药，应对患者的家庭用药作以下指导。

1. 选药要有针对性　药物都有一定的适用范围，如果用错了药，不但治不了病，可能还会发生危险。因此，在购药之前，应对照所要购买药品外包装上或药品说明书中所列的主治或功能（有的为适应证，有的为作用与用途）及禁忌证、副反应（或不良反应），适应证是否与自己或家人、朋友的病对症，对症才能购买。如果患者病情复杂、严重，一般药品不能治疗时，应到医院或诊所请医生诊治，以免耽误治疗。对一些常见病，未经医生诊断时，必须仔细分析病情症状及疾病原因后再行选购药品，以减少购药和用药的盲目性。

2. 疗效要确切 治疗一种疾病，往往有好几种药品可供选择，而一些药品也能治疗几种不同的疾病。为了使疾病早日痊愈，应根据患者的病情、体质、病因，选用既对症、效果又最好的药品。

3. 合理选购药品 选购药品时，应根据患者病情及当时、当地的条件，选用效果好，毒副反应小，且价廉、易得的药品，要避免舍近求远或无原则地滥用补品、进口药品。盲目、滥用药品不仅会增加经济负担，造成不必要的浪费，而且还可能耽误治疗。

4. 毒性要低 药品都有一些毒性反应，中药也不例外。因此，选用作用较好而毒副反应较低的药品，是家庭选购药品应遵循的又一个原则。

二、老年人家庭用药的注意事项

（一）掌握好药物的剂量与剂型

药物既能治疗疾病，又都有一定的毒副作用。因此，每种药品在使用时都必须掌握它的适当剂量。药品的剂量，取决于患者的年龄、体重、病情、用药的目的以及给药方法等等。老年人药物剂量应低于青年人，从最小开始，可按成人剂量的 1/3、1/2、2/3、3/4 等顺序用药。护士应告诉老年人或其家属，在用药过程中，不可自行加大剂量或随便增加用药次数。

老年人吞咽片剂、胶囊有困难，不宜用片剂及胶囊。可选冲剂、口服液等，必要时改注射给药。因老年人胃肠蠕动减弱，使用缓释剂时药物释放增多，不良反应增加，应给予重视。

（二）掌握好用药的最佳时间

注意最佳给药时间，也就是将服药时间的安排与人体生物节律（即生物钟）相吻合，以使药物发挥最佳疗效，并且减少其毒副作用。

不同时间服药可明显影响药物在体内的吸收和利用，从而产生不同的效果。

（1）抗高血压药宜分别于早上 7 时、下午 2 时和晚上 7 时服用，早晚两次的用药量应适当比下午少。晚上临睡前不得服用降血压药。

（2）降血糖药，糖尿病患者在凌晨对胰岛素最敏感，这时注射胰岛素用量小，效果好。甲苯磺丁脲（D860）上午 8 时口服，作用强而且持久，下午服用需要大剂量才能获得相同的效果。

（3）强心药，心脏病患者对地高辛和毛花苷丙，在凌晨时最为敏感，其作用比其他时间约高 40 倍。

（4）抗哮喘药、抗过敏药如氨茶碱、赛庚啶、肾上腺皮质激素、解热镇痛药如阿司匹林等在早上 7 时左右服用，效果最佳。

（5）抗感冒药宜在上午和晚上症状重时服用。

（6）降胆固醇药，由于人体内的胆固醇和其他血脂的产生在晚上增加，因此，患者宜在吃晚饭时服用降胆固醇的药物。

（7）铁剂，贫血患者补充铁剂宜在晚上 7 时左右服用。

（8）H_2-受体拮抗剂应晚上服用。

（9）质子泵抑制剂奥美拉唑宜在早晨服用。

（10）口服长效硝酸酯类药物预防心绞痛发生时，如果属劳累型心绞痛则在早晨服药；如果属变异型心绞痛，则应在临睡前服药。

总之，由于药物在不同时间的疗效不一样，应按照人体的昼夜节律变化选用药物，可减少用量、降低副作用、提高疗效。

（三）掌握正确的服药方法

老年人服药时，以站立、坐位最好，不要服后立即平卧，应在服后 5 分钟后再平卧；服用药物时水量不应少于 100ml；避免夜间用药，尤其是片剂、胶囊类药物；助消化类药物、维生素 C、止咳糖浆类等不能用热水送服。

（四）注意药物之间特别是中、西药的相互作用

用中西医结合的方法治疗疾病，是我国医学界特有的治疗手段。正确的中、西药结合能起到事半功倍的作用，而"结合"不当的中、西药，轻则降低疗效，重则导致医源性疾病。为了避免毒副反应发生，中西药同用时一定要慎重。在不了解药物之间相互作用的情况下，中、西药服用时间应间隔 4 小时为宜。

（五）老年人选用抗衰产品（保健品）的原则

在抗衰产品中，保健品是最受人关注的一类，但疗效不确切，不宜滥用，应

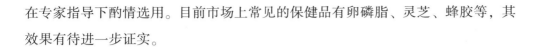

在专家指导下酌情选用。目前市场上常见的保健品有卵磷脂、灵芝、蜂胶等，其效果有待进一步证实。

三、家庭药物的保存

（1）常用药品最好分类保存，内服药物与外用药物分开，以免老年人因视力不好而拿错，发生危险。

（2）药品应放在老年人容易拿取而小孩不易拿到的地方。

（3）所有药品都要有标签。标签上要写明药品名称、规格、作用、用法、用量及注意事项、有效期等内容。

（4）药品要注意防潮、防质变。

（5）定时对药品进行清理，发现变质、超过有效期的药品要及时清理。

第七章　老年期呼吸系统常见疾病的用药护理

呼吸系统是人体重要的生命器官，包括鼻、咽、喉、气管、支气管和肺。人体的肺脏在 12 岁进入生长发育期，约至 25 岁发育成熟，肺功能达到峰值，30 岁以后，呼吸系统开始老化，结构开始出现退行性变，功能也随年龄增加而逐步减退，约 60 岁以后，呼吸系统结构与功能的老化日趋明显。老年人呼吸系统疾病发病率较高，其中慢性阻塞性肺部疾病、老年性肺炎、肺癌等疾病是严重影响患病老年人生活质量的重要因素。

一、生理性变化

老年人胸廓最显著的变化是由扁圆变为桶形，其原因是老年椎骨退行性病变，胸椎逐渐出现后凸，胸骨向前突出及椎骨变形导致肋骨走向变成接近水平，从而使胸腔前后径与左右径的比值增大而呈桶状胸。

呼吸道异物的排除主要靠其分泌的黏液及纤毛的运动。纤毛及黏液都在呼吸道的内壁上。当有异物进入呼吸道时，就会被黏附在黏液上，然后纤毛将这些异物推向口腔而排出。随着老化，呼吸道黏膜萎缩，黏膜纤毛运动功能差，气管软骨钙化，弹性减低；细支气管腔变小或被阻塞，保护性咳嗽反射减弱，气管分泌物不易排出，使呼吸道易感染。因此，老年人易发生肺部感染。

肺泡呈现结构老化，称为"老年人肺"。肺组织的颜色呈现灰黑色；肺硬度增加，肺泡回缩力减弱；肺组织萎缩，体积变小，重量减轻；肺因纤维化而失去原来的弹性，扩张能力降低，回缩能力也降低，致气体无法呼出，肺活量减少。

二、常见疾病及特点

（一）老年性肺炎

老年性肺炎是老年人常见的呼吸系统疾病，症状不典型，死亡率高。是住院老年人、高龄老年人、长期卧床老年人最常见的合并症。

1. 概况　①老年人呼吸器官功能老化。②免疫功能下降：老年人胸腺生长素、胸腺体液因子、血清胸腺因子等下降甚至消失。③引起老年性肺炎的常见原因包括心肺疾病、脑血管疾病、糖尿病、长期卧床。④医院获得性肺炎（hospital acquired pneumonia，HAP）：指患者在住院 48 小时之后，由各种病原菌引起的肺部感染。老年人易患 HAP 的危险因素包括：营养不良、神经－肌肉疾病、气管内插管、其他慢性疾病。长期住院，特别是久住 ICU，长期使用抗生素、糖皮质激素、细胞毒性药物和免疫抑制剂、胸腹部手术及留置鼻饲管、气管插管和切开进行人工通气等均可损害正常的呼吸道防御功能和机体的免疫功能；镇静剂使用不当亦是诱发肺炎的常见因素之一。⑤社区获得性肺炎（community acquired pneumonia，CAP）：指入院前发生的肺炎，大约占肺炎的 90%。老年人社区获得性肺炎发病率、死亡率明显高于中青年人。男性多于女性。以肺炎球菌感染最多见，其次为厌氧菌感染。

2. 特点　①起病隐匿，症状、体征极不典型：老年性肺炎早期无发热、咳嗽、咳痰、胸痛的明显症状。可表现为食欲不振、疲乏、无力、嗜睡、恶心、腹胀腹泻等消化道症状及胸闷、心律不齐等循环系统症状，也可突然发生难以解释的败血症、休克，或无肺炎的征象却出现呼吸衰竭。②临床表现：细菌性肺炎起病急，有稠厚的痰液，色泽从黄色至铁锈色，提示有细菌存在；病毒性肺炎一般症状逐渐出现，剧烈干咳，可有少量痰液；长期卧床的老年人易患坠积性肺炎，这是由于与老化相关的肺运动受限，咳嗽反射减弱，呼吸道分泌物不能被清除出呼吸道，随着重力流向肺底部所致。③如果老年人出现下列表现时，应该收入院治疗：意识障碍、发绀、呼吸急促、心动过速、收缩压 < 90mmHg（12.0kPa）或者舒张压 <60mmHg（8.0kPa）。

3. 用药原则　①急性发作期治疗：首先控制感染，CAP 常选用对肺炎链球菌和流感嗜血杆菌疗效较好的阿莫西林和第二代头孢菌素。误吸引起的肺炎可加用替硝唑。尽量避免用广谱抗生素，以免二重感染或产生耐药菌株。②缓解期治疗：对老年人定期接种流感疫苗，可预防因流感而诱发的肺炎；接种多价肺炎球菌疫苗，对预防该类肺炎，降低其发病率和死亡率，可有一定作用。

（二）慢性肺源性心脏病

慢性肺源性心脏病是肺、胸廓或肺血管慢性病变引起的以肺循环阻力增加、肺动脉高压、右心室肥大，甚至右心衰竭为特征的一类疾病。本病患者年龄多在40岁以上，随着年龄的增长患病率增高，是老年人的一种常见病。多在冬、春季急性发作，其主要诱因是急性呼吸道感染。本病并发症多，后期可导致心肺功能衰竭，病死率较高，严重影响老年人的生活质量。

1. 概况 ①支气管炎、肺部疾病：以慢性阻塞性肺疾病（COPD）最多见，占肺心病病因的80%~90%。②影响呼吸肌运动的疾病：主要有胸膜纤维化、类风湿性脊柱炎、严重的脊柱及胸廓畸形等。③肺血管疾病：结节性多动脉炎等，此类病因比较少见。

2. 分期 ①急性发作期：由于感染等因素使咳嗽、咳痰、喘息等症状突然加重，呼吸困难，发绀明显，甚至出现神志改变。血气分析氧分压在60mmHg以下，二氧化碳分压在50mmHg以上。②缓解期：病情平稳，咳嗽、咳痰、气喘等症状减轻。血气分析氧分压在60mmHg以上，二氧化碳分压在50mmHg以下。

3. 特点 在慢性支气管炎，肺、胸疾病病史的基础上伴有肺动脉高压、右心室增大、右心功能不全或心律失常。

4. 用药原则

（1）急性发作期治疗包含以下几种方式。①呼吸衰竭的治疗：包括抗生素的应用、祛痰平喘治疗、吸氧、呼吸兴奋剂的应用等。②心力衰竭的治疗：原则上是强心、利尿、血管扩张剂的应用。③合并症的处理：如肺性脑病、上消化道出血、电解质紊乱等方面的处理。④营养支持：通过饮食、静脉补充营养物质。

（2）缓解期治疗：避免诱发因素，加强体育锻炼、呼吸功能锻炼。

（三）支气管哮喘

支气管哮喘（简称哮喘）是一种以嗜酸性粒细胞和肥大细胞反应为主的气道变应性炎症和以气道高反应性为特征的疾病。临床上以出现不同程度的可逆性气道阻塞为特征，表现为反复发作的呼气性呼吸困难伴哮鸣音、胸闷或咳嗽，症状可自行或经治疗后缓解。

本病主要与过敏因素和神经因素有关，病理变化以支气管平滑肌痉挛、黏膜肿胀和分泌亢进为主，从而导致气道可逆性痉挛或狭窄。

1. 诱发因素　遗传、过敏、感染、气候改变、精神因素、运动及月经等。过敏因素如尘螨、花粉、真菌、动物毛屑、鱼、虾、蟹、蛋类、牛奶等。药物如普萘洛尔、阿司匹林等。

特点：发作前常有先兆，如鼻痒、打喷嚏、干咳、流泪等，随后出现呼气性呼吸困难伴哮鸣音，持续数分钟至数小时后随着大量稀薄痰液的咳出或经药物治疗后缓解，部分患者可在夜间及凌晨发作。发作时呼吸幅度减小、频率加快，脉搏加快，颈静脉怒张，胸部呈过度充气状态，肺部叩诊呈过清音，有广泛哮鸣音，呼气延长，缓解后体征可消失。

2. 临床类型

（1）外源性哮喘：春秋季节发病多，多在青少年起病，半数患者有过敏史。

（2）内源性哮喘：冬季发病较多，多见于成年人。哮喘多发生于呼吸道感染后，常先有咳嗽、咳痰史，随着咳嗽加剧逐渐出现哮喘。

（3）混合性哮喘：哮喘的诱发因素既有过敏因素又有感染因素，临床表现复杂，哮喘可长年存在。

（4）重症哮喘（哮喘持续状态）：指严重的哮喘发作持续 24 小时以上，经一般支气管舒服张剂治疗不缓解者。常因呼吸道感染未控制、变应原未消除、痰液黏稠阻塞细支气管、精神紧张、肾上腺皮质功能不全，伴发酸中毒、肺不张、自发性气胸等引起。表现为端坐呼吸、面色苍白或发绀、大汗淋漓、极度烦躁，呼吸频率超过 30 次/分钟，收缩压下降，出现奇脉，甚至出现呼吸、循环衰竭。

3. 有关检查

（1）血象：发作时嗜酸性粒细胞增高，合并感染时白细胞总数及中性粒细胞增高。外源性哮喘血清 IgE 增高。

（2）痰涂片检查：可见大量嗜酸性粒细胞、黏液栓。

（3）动脉血气分析：早期 PaO_2 下降、$PaCO_2$ 下降，重症哮喘 $PaCO_2$ 升高。

（4）X 线检查：发作时可见两肺透亮度增加，缓解期无明显异常。

（5）肺功能检查：有关呼气流速的全部指标均显著下降。

（四）用药原则

1. 消除病因 去除变应原和诱发哮喘的各种因素。

2. 支气管舒张药

（1）β_2 肾上腺素受体激动剂：该类药物治疗 IAR 效果显著，而对 LAR 无效。短效的吸入型 β_2 激动剂是治疗哮喘急性发作和预防性治疗运动诱发哮喘的首选药物。β_2 激动剂的缓释和控释口服剂可明显延长作用维持时间，并能较好地维持有效血药浓度，故常用于夜间哮喘发作患者。

（2）茶碱类：茶碱具有扩张支气管、抗炎和免疫调节作用。常用药物有氨茶碱，常口服或加入 50% 葡萄糖溶液稀释后缓慢静脉注射，亦可加入 5% 葡萄糖溶液 500 ml 内静脉点滴。

（3）抗胆碱药：吸入型抗胆碱药物，可阻断节后神经元传出的迷走神经通路，降低气道内的迷走神经张力而扩张支气管，也可阻断吸入性刺激物所引起的反射性支气管收缩。常用药物为异丙托溴铵，每次吸入 $20 \sim 80\mu g$，每日 $3 \sim 4$ 次。

3. 抗炎药物

（1）糖皮质激素：是目前治疗哮喘最有效的抗炎药物，有较强的抗过敏作用，但副作用多，仅适用于哮喘持续状态或应用其他平喘药无效的重症哮喘患者。常用泼尼松口服，重症先静脉给予地塞米松或氢化可的松，病情控制后即减量或改为口服，一般不宜长期用药。吸入治疗是目前推荐长期抗感染治疗哮喘的最常用方法，常用药物有二丙酸倍氯米松。

（2）色甘酸钠：可稳定肥大细胞膜，对肺泡巨噬细胞、嗜酸性粒细胞、中性粒细胞和单核细胞等炎症细胞具有细胞选择性和介质选择性抑制作用，对预防运动和变应原诱发的哮喘最有效。

（3）抗生素：伴有呼吸道感染者，可应用磺胺类药物或青霉素等。

三、用药护理

老年人呼吸系统疾病常见的健康问题有清理呼吸道无效、气体交换受损、活动无耐力、有窒息的危险等。

1. 祛痰剂的应用　应用祛痰剂（如复方甘草合剂、溴己新）等，避免用强烈镇咳剂，以免抑制呼吸。

2. 急性发绀者的治疗　急性发绀者应给予氧气吸入，4～6L/min，以提高血氧饱和度，纠正组织缺氧，改善呼吸困难。在给氧过程中，要密切观察患者的神志、发绀、皮肤颜色等变化，定期进行血气分析，以便更好地调节氧流量和浓度。

3. 用药史　了解使用抗生素、祛痰药、平喘药、激素以改善心肌供血、纠正心力衰竭、抗心律失常等药物的情况。

4. 遵医嘱按时服用祛痰药　①老年人无力咳出痰液时，应给予吸痰。②正确使用氧疗。③控制呼吸道感染，合理使用抗生素，做好痰标本收集。按医嘱送痰细菌培养及药物敏感实验。④保持口腔清洁，注意口腔并发症，防止大量抗生素应用后出现口腔真菌感染。⑤备好抢救用物，如氧气、呼吸器、气管切开包、吸痰器及抢救车等。

5. 用药指导　①指导老年人按医嘱坚持服药，并注意心肺功能改善情况。发现异常及时就诊。②指导老年人正确使用雾化吸入器。

6. 家庭氧疗指导

（1）向老年人及家属宣传肺心病持续低流量吸氧的目的：防止缺氧纠正过快，削弱缺氧对呼吸中枢的兴奋作用，加重二氧化碳潴留；提高肺泡内氧分压；能降低肺循环阻力和肺动脉压，增加心肌收缩力，从而提高患者活动耐力，延长生存时间。

（2）指导患者及家属自备氧气瓶、氧气浓缩机和液态氧，自觉憋气时，可低流量吸氧。

（3）指导老年人及家属正确实行家庭氧疗。①最好使用双鼻塞式的氧气导管，以便固定并减少对鼻黏膜的刺激。②老年肺心患者吸氧浓度及流量一般给予持续低流量、低浓度吸氧，氧流量 1~2L/min，浓度在 25%~29%，维持血氧分压在 60mmHg 以上，每日吸氧在 15~20 小时以上。注意用餐、活动、如厕时不宜中断吸氧。③有条件时可使用便携式无创血氧饱和度监测仪监测氧疗效果。④氧疗过程中指导老年人及家属注意以下问题：注意安全，切实做好"四防"，即防震、防水、防热、防油；保持氧气湿化瓶内有足够的湿化液，每日用温开水更换氧气湿化液；保持氧气导管清洁与通畅，每日更换鼻塞、吸氧管 1 次，每周清洗湿化瓶、更换氧气导管 1 次。⑤观察氧疗效果：如吸氧后呼吸困难缓解、心率减慢、发绀减轻，表明氧疗有效；若出现意识障碍，呼吸过度表浅、缓慢，可能有二氧化碳潴留加重等情况，应及时就诊。

7. 戒烟 指导戒烟对于患有呼吸系统疾病的老年人是非常重要的，由于许多老年人有较长的吸烟史，戒烟较困难，护理人员要协助老年人制定合理的戒烟计划，以使老年人很好地配合。指导内容包括：①宣讲戒烟的意义。②戒烟的方法：避免接触吸烟人群或环境；在戒烟第一周进食以水果、蔬菜为主的低热量饮食，多饮汤水以排出体内积蓄的尼古丁；戒烟开始时可出现坐立不安、烦躁、头痛、腹泻和失眠等戒断症状，随时间的推移可逐渐消失；可贴戒烟膏以减少戒烟的痛苦。

第八章　老年期循环系统常见疾病的用药护理

循环系统由心脏和血管组成。随着年龄的增长，老年人心脏和血管的结构、功能会发生不同程度的老化，易患心血管疾病。据统计，心血管疾病已成为老年人死亡的重要原因之一。对患有心血管疾病的老年人进行有效的治疗和护理具有重要的意义。

一、生理性变化

随着年龄增长，老年人的心脏大小及重量略有增加。心肌细胞发生不同程度的萎缩。心肌收缩力下降，心输出量减少。70～80岁老年人心输出量仅为20～30岁年轻人的40%。心率减慢：老年人窦房结可发生纤维组织增生，起搏细胞逐渐减少，心率逐渐减慢。

老年人血管壁弹性蛋白减少，胶原蛋白增加，且有钙质沉积，易造成血管壁增厚、硬化、弹性下降，血管阻力增加。冠状动脉、肾动脉、脑动脉内血流量减少。老年人压力感受器敏感性下降，对血管的压力反应较差，易发生直立性低血压。

二、常见疾病及特点

（一）慢性心力衰竭

慢性心力衰竭有一个缓慢的发展过程，一般均有代偿性心脏扩大或肥厚及其他代偿机制参与。其发病率随年龄增加而增加，是老年人的常见病、多发病，男性发病率高于女性。

1. 概况　老年人慢性心力衰竭的常见病因为冠状动脉粥样硬化性心脏病、高血压性心脏病、肺源性心脏病等。

2. 诱因　各种感染、活动过度、情绪波动、输液过多过快、摄钠过量、排便用力等均为慢性心力衰竭的常见诱因。

3. 特点　①症状不典型：老年人慢性心力衰竭往往无明显心悸、气促，仅表现为疲乏、无力或食欲不振。②精神、神志改变明显：表现为烦躁不安、表情淡漠、嗜睡、注意力不集中等。可能与慢性心力衰竭致脑供血不足有关。③易与呼吸道感染相混淆：老年人慢性心力衰竭时也出现咳嗽、心悸、气促等症状，易被认为是呼吸道感染，而忽略对其心脏方面的治疗和护理。④常以并发症为主要表现：由于衰老，老年人慢性心力衰竭时常并发多种疾病（代谢性酸中毒、电解质紊乱、心律失常等），易掩盖慢性心力衰竭的症状、体征，以致误诊或漏诊。⑤心率减慢：与老年人心脏传导系统退行性改变、心脏反射调节功能减弱有关。

4. 用药原则　①避免诱因是防治老年人慢性心力衰竭的关键。②减轻心脏负荷。③增强心肌收缩力。

（二）心绞痛

心绞痛是由于冠状动脉供血不足，导致心肌急剧的、暂时的缺血与缺氧引起的临床综合征。是老年人常见病之一。

1. 概况　心绞痛最基本的原因是冠状动脉粥样硬化引起血管管腔狭窄和（或）痉挛。据统计，70 岁以上老年人几乎都有冠状动脉粥样硬化。

2. 诱因　常见的诱因有劳累、情绪激动、饱食、受寒、吸烟、酗酒等。

3. 特点　①老年人疼痛反应较差：老年人心绞痛时往往仅有轻度心前区不适、胸闷或呼吸困难等症状。②无典型的胸痛和牵涉痛：因老年人神经传导系统退行性变化，部分老年人心绞痛发作时胸痛和牵涉痛放射部位与成年人相比有所差异，表现为无典型的胸痛、牵涉痛，而代之以牙痛、下颌痛、咽痛、颈痛、上腹痛等，常与老年人原有其他疾病症状相混淆，易误诊。③每次心绞痛发作时疼痛部位相对固定。

4. 用药原则　①避免诱因。②一旦怀疑心绞痛发作，要立即休息。若症状不能缓解，按医嘱给予硝酸甘油、速效救心丸、硝酸异山梨酯等急救药舌下含服。③老年人用药个体差异较大，给药时，应参考老年人平时用药剂量。④如果

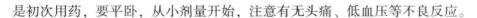

是初次用药，要平卧，从小剂量开始，注意有无头痛、低血压等不良反应。

（三）低血压

低血压是指收缩压小于90mmHg和（或）舒张压小于60mmHg。

1. 概况 ①可由老年人常见疾病（慢性心力衰竭、陈旧性心肌梗死、脱水、贫血、低血钠、低血钾、内分泌、脊髓病变、营养不良等）引起。②与老年人血管调节功能减弱有关。③与降压药应用不当有关。

2. 分型 ①无症状性低血压。无心、脑供血不足症状。②有症状性低血压有心、脑供血不足症状。③直立性低血压：由于体位变化，出现收缩压下降超过20mmHg或舒张压下降超过10mmHg，称为直立性低血压，又称为体位性低血压。

3. 特点 ①无症状性低血压：可能是老年人健康良好的反应，也可见于血管张力减弱、有效循环血容量减少或长时间不活动的体质瘦弱的老年人，一般血压降低幅度不大。②有症状性低血压：往往由老年常见疾病引起，主要表现为心、脑供血不足症状，如心绞痛、心悸、头晕、头痛、嗜睡、乏力、视力模糊，甚至晕厥等。③直立性低血压：常表现为老年人由坐到站或久站时有头重脚轻、眩晕、黑蒙甚至跌倒等情况，常与老年人血管调节功能减弱、降压药应用不当有关。老年人直立性低血压患病率随年龄增加而增加，65～75岁者占16%，75岁以上者占30%。

4. 用药原则 ①病因治疗：是治疗老年人低血压常用的方法。如：治疗心血管、内分泌、脊髓、营养不良等方面疾病，减少或停用某些降压药、镇静药及利尿剂等。②用升压药：有促发高血压的危险，低血压老年人应慎用。③对症处理：对于有症状性低血压的老年人要进行对症处理。

（四）原发性高血压

原发性高血压是以血压升高为主要临床表现的综合征，通常简称为高血压病。高血压患病率、发病率及血压水平随年龄增加而升高，是老年人卫生保健的一个主要问题。老年人高血压诊断标准与成年人相同。

1. 概况 老年人高血压主要原因有以下几种。①大动脉硬化。②血管内皮功能异常。③肾脏损害。④胰岛素抵抗。⑤血压调节功能失衡。⑥行为因素：强烈的焦虑、紧张、痛苦、愤怒以及情绪的压抑，是影响老年高血压的重要因素。超重或肥胖是血压升高重要的、独立的危险因素，也是遗传、饮食、运动等生活方式共同作用的结果。此外，职业、经济、劳动种类、文化程度等社会因素，钠摄入过多，钾、钙摄入过少等饮食因素及饮酒、吸烟等也与老年人高血压有关。

2. 特点 ①症状不明显：老年人高血压病病情进展缓慢，约半数老年人高血压病患者无明显临床症状。②单纯收缩期高血压为主：单纯收缩期高血压及脉压增大是老年人高血压的显著特点，是引起老年人脑、心、肾并发症的严重危险因素。③外周血管阻力增加：老年人高血压主要原因是外周血管阻力增加，血容量增加者不多见。④血压波动较大：老年人压力感受器敏感性降低，血压波动较大，在用药及不用药期间均易出现直立性低血压，导致意外，并影响血压总体水平及疗效的正确评估。⑤并发症多：老年人高血压并发症较多，易并发脑卒中、心绞痛、心肌梗死、左心功能不全、肾功能不全等疾病。

3. 用药原则 包括非药物疗法和药物疗法。

（五）心律失常

心律失常是指心脏冲动的频率、节律、起源部位、传导速度与激动次序的异常。心律失常在老年人中，既可以是心脏病的临床表现之一，也可以是唯一的心脏异常表现。随着年龄的增长，老年人心律失常的发病率随之增加。据统计，健康老年人常规心电图中，约40%有偶发期前收缩。若心律失常导致心输出量减少，使血压降低，影响到脑、心、肾等重要脏器的血液灌注，可产生严重的临床表现，甚至危及生命。

1. 概况

（1）心脏老化：老化的心脏改变增加了老年人心律失常的易患性。

（2）低血容量：低血容量时老年人易发生心律失常。

（3）心肌耗氧增加：心肌耗氧增加时，如：锻炼、应激等也可诱发老年人心律失常。

（4）疾病影响：老年人心律失常常继发于高血压病、心肌梗死、心力衰竭、心肌炎、电解质紊乱等疾病。

（5）药物影响：老年人心肌对洋地黄、茶碱类、抗抑郁药物、抗心律失常等药物毒性反应的敏感性增加，易发生心律失常。

（6）其他：低血钾、洋地黄中毒、感染、发热、大出血、大手术等均可诱发老年人心律失常。

2. 特点

（1）无明显症状：无症状的老年人也可出现严重的心律失常，如传导阻滞、心房纤颤等。

（2）病因以冠心病多见：老年人心律失常的病因中以冠心病为多，占 56.9%。

（3）性质严重：老年人心律失常性质往往很严重，尤其 80 岁以上高龄老年人常有室性心律失常。

（4）易发生意外：严重心律失常可导致晕厥或脑组织一过性缺血，更增加了老年人跌倒和发生意外的危险性。

三、用药护理

老年人循环系统常见疾病的主要健康问题有疼痛、活动无耐力、心输出量减少、体液过多、皮肤完整性受损、有受伤的危险等。

（一）心输出量减少的护理

1. 用药史　本次发病前使用洋地黄制剂、利尿剂、血管扩张剂及抗心律失常等药的情况，特别要注意是否有上述药物中毒史。老年患者及家属能否掌握所用药物的有关知识。了解是否有高血压等家族史。

2. 营养失调　摄入营养低于机体需要量与胃肠道瘀血、药物不良反应影响食欲等有关

3. 合理氧疗　老年人往往同时患有多种疾病，慢性心力衰竭时要综合判断，做到合理用氧。心衰伴严重缺氧、Ⅰ型呼吸衰竭、成人呼吸窘迫综合征时，暂时给予高流量吸氧（4～6L/min），以后根据血氧浓度调节氧流量。心衰伴Ⅱ型呼吸衰竭、慢性阻塞性肺气肿、肺心病时，给予持续低流量吸氧（1～2L/min）。

心衰伴轻度缺氧时，给予一般流量吸氧（2~4L/min）。

4. 正确输液 要严格控制输液量，输液滴速要慢，一般 <30 滴/分。由于输液时间较长，老年人容易产生焦虑情绪，表现为生闷气、发脾气，甚至擅自调快输液速度等，故护理人员要经常巡视患者，严格控制输液速度；做好安慰、解释工作；注意分散老年人注意力，减轻其焦虑情绪。

5. 心力衰竭用药护理 ①洋地黄制剂：每次用药前都要询问有无消化道、神经系统中毒症状。但部分老年人对异常症状表达不清，所以老年人用洋地黄制剂前测心脏和脉搏的节律和频率尤为重要。发现异常，立即停药，做相应处理。②利尿剂：尽量在白天使用，以免夜尿过多，影响睡眠。要观察老年人有无精神萎靡、乏力、脱水等症状，注意血电解质变化情况。③用血管扩张剂时，要注意老年人有无直立性低血压、头痛、脑供血不足等副作用。④使用 β 受体阻滞剂时要注意从小剂量开始服药。⑤遵医嘱静脉滴注硝酸甘油时，要向老年人解释用药的目的及注意事项，根据医嘱要求严格控制滴速。由于静脉滴注硝酸甘油滴速较慢，时间较长，要注意观察输液管内有无回血及滴速变化情况，并主动询问老年人有无头痛、头胀等不适，注意观察有无面色潮红、血压下降等情况。提醒老年人起床时不能过猛，下床时要有人搀扶。⑥长期服用血小板抑制剂（如肠溶阿司匹林、噻氯匹定），应注意观察有无出血倾向。

6. 避免发生意外 ①老年人外出时，应随身携带硝酸甘油、硝酸异山梨酯等急救药品。②沐浴时水温要适宜，时间不宜过久，避免在饱餐或空腹状态下沐浴，以免诱发心绞痛。对频繁发作心绞痛的老年人，应协助其沐浴。③按医嘱用药。④保持大便通畅，必要时排便前可预防性含服硝酸甘油。

7 高血压的护理 老年人血压波动较大，尤其使用降压药后，血压变化更大，需严密监测血压，每天至少测量记录血压 2~3 次。注意有无心、脑血管供血不足的表现。发现血压过高或过低，均应立即暂时停用升压药或降压药，并及时与医生联系，调整治疗方案。预防直立性低血压：指导有直立性低血压史或使用降压药的老年人平时抬高床头 25~30cm，改变体位时动作要慢，从卧位到坐位和从坐位到站位，均要动作缓慢，停留片刻，无异常感觉后再继续活动。如果出现心脑血管供血不足的表现，应立即平卧。老年人个体差异较大，肝肾功能减退程度不同，用降压药时要因人而异。降压药宜选用长效、控释、缓释制剂，并尽量采取每日服用 1 次的方法；起始剂量要小，缓慢调整用药剂量，不能随意骤减或停用降压药。

8. 高血压的用药护理　①利尿剂：是治疗老年单纯收缩期高血压首选药物之一。②β 受体阻滞剂：能同时显著降低老年高血压脑卒中、心肌梗死的发病率、死亡率。③钙拮抗剂：对老年高血压患者尤其有效，并可以预防老年性痴呆的发生。④ACE - I：作用平稳，副作用小，易为老年人耐受。⑤血管紧张素 II 受体拮抗剂。⑥α_1 受体阻滞剂：主要副作用是直立性低血压，不适合于常规治疗老年高血压患者。让老年高血压病患者了解所用降压药名称、用法及副作用。指导他们坚持用药。老年人用降压药时，应注意防止直立性低血压。

9. 健康指导和行为干预

（1）非药物疗法是治疗老年人高血压安全而有效的重要措施。尤其 80 岁以上高龄老年人有轻度或中度高血压，无明显症状时，可以仅用非药物疗法。老年人降压治疗不理想时，也应首先加强非药物疗法的力度，再调整降压药。非药物疗法主要包括限钠盐、戒烟酒、适当运动、稳定情绪、控制肥胖、治疗原发病等。通过健康的生活方式（一级预防），可使高血压发病率减少 55%，对高血压的早期和规律治疗（二级预防）又可使高血压的并发症再减少 50%。

1）一级预防：①减轻体重：通过减少热量，膳食平衡，增加运动，使体重指数（BMI）保持在 20 ~ 24，[BMI = 体重（kg）/身高^2（m^2）]。减轻体重的速度因人而异。②合理饮食：给予低盐、低脂、低胆固醇，易消化饮食，增加钾、钙摄入量，控制总热量，主食粗细搭配。③戒烟、限酒，保持大便通畅。④保持心理平衡。

2）二级预防：向老年人宣传高血压的危害性及防治知识，提高老年人对高血压相关知识的知晓率、服药率、控制率。指导老年人定时进行体检，经常测量血压，以便尽早发现高血压。按医嘱坚持用药，使血压平稳的降至正常范围。

第九章 老年期消化系统常见疾病的用药护理

消化系统由消化管和消化腺组成。消化管包括：口腔、咽、食管、胃、肠。消化腺包括：唾液腺、肝、胰等。其基本功能是摄取食物，进行物理和化学性消化，吸收分解后的营养物质，排泄消化吸收后剩余的食物残渣。老年人消化器官功能减退，日常活动减少，基础代谢率降低，与吸收和排泄有关的消化功能下降，易发生消化系统疾病。

一、生理性变化

随着年龄增长，老年人牙齿咬合面的釉质和牙本质逐渐磨损，牙龈萎缩，牙根暴露，牙本质神经末梢外露，对冷、热、酸、甜、咸、苦、辣等刺激十分敏感。牙槽骨萎缩，牙齿部分或全部脱落。老年人唾液腺萎缩，唾液腺间质发生纤维化，唾液分泌减少，易造成口腔干燥，影响口腔自洁作用和对淀粉的消化功能。口腔黏膜上皮萎缩，表面过度角质化而增厚，对过冷、过烫、过酸、过咸等刺激的抵抗力降低，易发生口腔黏膜感染、溃疡。

老年人食管平滑肌萎缩，食管蠕动能力减弱，排空时间延长，易发生误吸。

老年人胃肠道供血不足，血流减少，黏膜变薄，腺体萎缩，胃壁细胞数目减少，胃酸和胃蛋白酶分泌减少，消化功能减弱。胃肠壁平滑肌萎缩，胃肠蠕动无力，食物不易消化。胃肠排空迟缓，容易引起消化不良和便秘。

老年人的肝脏明显缩小，肝细胞数量减少，肝细胞内各种酶的活性降低，对内、外毒素的解毒功能降低，易引起药物不良反应，老年人胆汁分泌、排泄功能也有所减弱，易出现胆汁淤滞，胆汁变稠，胆固醇含量增多等情况，易形成胆结石。

老年人胰腺分泌消化酶减少，影响淀粉、蛋白质、脂肪等物质的吸收。胰岛

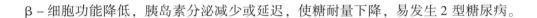

β–细胞功能降低，胰岛素分泌减少或延迟，使糖耐量下降，易发生 2 型糖尿病。

二、常见疾病及特点

老年人消化系统常见疾病有牙周病、口腔黏膜干燥症，慢性胃炎，消化性溃疡病，反流性食管炎，急、慢性胰腺炎，胆囊炎，胆石症，食管癌，胃癌，结肠癌，直肠癌等。

本章仅介绍消化性溃疡病。

消化性溃疡（peptic ulcer）是指发生在胃肠道黏膜的慢性溃疡。其形成与胃酸和胃蛋白酶的消化作用有关，溃疡病灶多位于胃和十二指肠球部。老年人以胃溃疡多见，约占 60%，十二指肠溃疡约占 35%，余为复合性溃疡。

1. 概况 与遗传因素、刺激性食物及药物、精神因素、幽门螺杆菌感染等有关。

2. 特点 ①老年人以胃溃疡多见。②症状不典型，据统计 65 岁以上的溃疡病患者中仅 20% 有典型症状。老年人腹痛表现比年轻人轻，疼痛可无规律，与饮食关系不密切，个别的可放射到脐周、腰背部、胸骨后，易被误诊为心绞痛。③老年人胃溃疡多呈高位性，病变靠近贲门和胃体，可出现吞咽困难，胸骨下紧迫感和疼痛，易与食管疾病相混淆。④并发症多，老年人消化性溃疡合并出血者比青壮年多 2~3 倍，容易出现呕血或黑便。老年人消化性溃疡合并幽门梗阻者可高达 10%，老年人胃穿孔者比青壮年多 2~3 倍。老年人溃疡急性穿孔时症状往往不典型，腹痛和腹肌强直都不明显，可突然发生上腹部疼痛后很快发生休克。老年人胃溃疡癌变者可高达 4%~5%。⑤容易迁延复发。老年人消化性溃疡 80% 以上是由青壮年的溃疡病延续而来，60 岁以后新发病者较少。因此，老年人消化性溃疡病程长，治疗难度大，容易复发。老年人消化性溃疡病以出血为首发症者占 13%。

三、用药护理

老年人消化系统常见疾病的主要健康问题有吞咽困难、误吸、便秘、大便失禁、体液不足、恶心、呕吐、疼痛、营养失调、潜在并发症等。

1. 用药史　有无服用阿司匹林等对消化道有刺激性的药物史。

2. 药物护理

（1）抗酸药：有中和胃酸，缓解疼痛的作用。常用氢氧化铝、氧化镁等。用药时应注意在饭后 1 小时和睡前服用。十二指肠溃疡晚间分泌胃酸多，片剂宜咬碎后吞服，以提高中和胃酸效果。如需要服用其他药物时，应在服用抗酸药 1～2 小时后再用为宜。氢氧化铝可引起便秘，老年人尤其要注意。为防止便秘可与氧化镁交替服用，肾功能不良者忌用或慎用。

（2）组胺 H_2 受体拮抗剂：有较强的抑制胃酸分泌的作用，促进溃疡愈合。常用药物有西咪替丁（甲氰咪呱）、雷尼替丁、法莫替丁、尼扎替丁等。用药时应注意：餐前服药，睡前可加服一次，同时注意药物的不良反应。如乏力、腹泻、粒细胞减少、皮疹等。长期大量服药者，不可突然停药，以防反跳。治疗期间应隔周检查白细胞计数和肝肾功能。

（3）质子泵阻滞剂：常用奥美拉唑（洛塞克）等。

（4）保护胃黏膜，促进溃疡愈合的药物：常用甘珀酸钠（生胃酮）、硫糖铝（胃溃宁）。用药时应注意，服药时间在饭前 1 小时及睡前服。可有口干、恶心、胃痛、便秘等副作用。

第十章　老年期泌尿生殖系统常见
疾病的用药护理

泌尿系统主要由肾脏、输尿管、膀胱、尿道组成。男性生殖系统主要由睾丸、前列腺等组成；女性生殖系统主要由卵巢、子宫、阴道等组成。由于老年人常把泌尿生殖系统疾病当作正常老化现象，或与不健康的性行为相混淆，不愿接受泌尿生殖系统的检查，所以，往往延误了治疗，潜在地威胁着老年人的健康。认识老年人泌尿生殖系统生理变化及常见疾病，对做好老年人身心护理，促进老年人健康十分有益。

一、生理性变化

（一）肾脏

老年人肾脏逐渐萎缩，80 岁时肾脏的大小约减少 1/4，肾小球数量约减少 1/2。此外，老年人还普遍存在肾血管硬化情况，主要表现为肾小球硬化，80 岁时硬化的肾小球高达 30% 左右。

老年人膀胱肌肉萎缩，肌层变薄，纤维组织增生，膀胱肌肉收缩无力，容量减少，50 岁后膀胱容量比 20 岁时减少 40% 左右。通常在 40～60 岁时前列腺出现退行性变化。60 岁以后前列腺逐步出现均匀萎缩，前列腺液分泌量减少。60 岁以后，睾丸明显缩小；70 岁时睾丸仅为青春期的一半，雄激素水平显著降低。

老年妇女子宫体积缩小，重量减轻；子宫内膜萎缩，腺体分泌减少；子宫韧带松弛，易发生子宫脱垂。卵巢体积逐渐缩小，重量逐渐减轻，从成年期的 9～10g，降至 60～70 岁时的 4g。绝经后期，卵巢分泌功能几乎完全消失，血中雌激素水平日益下降。老年妇女阴道上皮细胞因失去了雌激素的支持而萎缩、变薄；上皮细胞内糖原减少，阴道防御功能减弱；阴道渗出液减少，阴道干燥；阴道弹性蛋白减少，阴道伸展性较差。

二、常见疾病及特点

（一）慢性肾功能衰竭

慢性肾功能衰竭（简称肾衰）是常见的临床综合征。它发生在各种慢性肾脏疾病的基础上，缓慢地出现肾功能减退而至衰竭。

1. 概况 老年人慢性肾功能衰竭的病因与青壮年有所不同。随着我国人口老化，高血压和糖尿病的发生率不断上升，老年人因糖尿病肾病、原发性高血压性肾动脉硬化症所致的慢性肾功能衰竭发病率远远高于青壮年，而因慢性肾炎所致的慢性肾功能衰竭的发生率显著减少。

2. 特点 ①起病隐匿：不少老年人患慢性肾功能衰竭时，起病隐匿，症状不典型，甚至任何系统症状都可成为首发症状，其中以神经精神症状、心血管系统症状最为常见。②肾功能检验异常出现早：老年人肾功能异常的检验结果往往较典型临床表现出现的更早。③肾功能易恶化：在使用肾毒性药物、严重感染、急性失血等诱因作用下，老年人较年轻人更易发生肾功能急剧恶化。④病情重：老年人尿毒症期与年轻人相比，具有症状多，程度重的特点，治疗困难，死亡率极高。

3. 用药原则 ①去除诱因，治疗基础疾病。②饮食治疗：见本病饮食护理。③必需氨基酸疗法：必需氨基酸疗法是治疗老年慢性肾功能衰竭的常用方法。应用必需氨基酸既可弥补老年慢性肾功能衰竭者的营养不足，又能防止高蛋白膳食导致的肾高过滤状态。此外，必需氨基酸在合成蛋白过程中，还可以利用一部分尿素，使血尿素氮降低。④对症治疗。⑤用药起始剂量要小，根据病情逐渐增加用药剂量，避免用肾毒性较大的药物。⑥透析、肾移植治疗：随着医疗水平的不断提高，高龄已不再是透析、肾移植治疗的禁忌证。

（二）尿路感染

尿路感染（urinary tract infection）是致病菌侵入泌尿系统而引起的炎症，可分为上尿路感染和下尿路感染。尿路感染位居老年人感染性疾病的第二位。65岁以上老年人尿路感染发病率高达10%，且随年龄增加而增加，老年妇女较老年男性发病率更高。

1. 概况　任何细菌都可以引起老年人尿路感染，其中老年妇女多为大肠杆菌感染，老年男性多为变形杆菌感染。随着抗生素的大量应用，近年来真菌、L型细菌导致老年人尿路感染的发病率也有明显增加的趋势。老年人易患尿路感染的主要原因主要有以下几点。①局部抵抗力降低：老年人尿路上皮细胞阻止纤菌黏附的能力下降，局部抵抗力降低；老年妇女因雌激素减少，尿路黏膜退行性改变，阴道 pH 相对升高，难以抑制局部细菌生长。②排尿不畅：由于老年人神经、肌肉功能减退，排尿反射不敏感，排尿无力，或由于前列腺增生、尿路结石、泌尿系统肿瘤等导致尿路梗阻，使老年人排尿不畅，膀胱内残余尿增多，细菌容易生长繁殖。③尿量减少：老年人生理性渴感减退，常饮水不足，尿量减少，尿液对尿路的冲刷作用减弱，细菌易在尿路内繁殖，导致尿路感染。④慢性疾病影响：老年人往往患有多种慢性疾病，并常由此导致偏瘫、长期卧床、尿失禁、营养不良、机体抵抗力下降、会阴部清洁卫生较差等情况，使泌尿系统容易发生感染。老年人糖尿病发病率较高。糖尿病患者尿中糖分较多，是细菌良好的培养基，也易并发尿路感染。⑤留置导尿：有时尿失禁、尿潴留的老年人，需通过留置导尿缓解症状。留置导尿时细菌沿着导尿管上行，可导致老年人尿路感染。

2. 特点　①症状不典型：老年人尿路感染后可无发热，膀胱刺激征也不明显，仅表现为乏力、精神萎靡、下腹不适、腰骶酸痛、食欲下降、夜尿增多、尿失禁等非典型症状。②病情重：有些老年人尿路感染后全身反应明显（寒战、高热等），菌血症发生率高，严重者可发生败血症、感染性休克等。③尿液中无白细胞：有些老年人尿路感染后尿常规检查无白细胞增多现象。④易反复：老年人尿路感染复发率及再感染率较高，且不易治愈，是诱发老年人慢性肾功能衰竭的重要原因之一。

3. 用药原则

（1）一般治疗可注意以下几点。①注意休息，适量饮水。②治疗病因：积极治疗尿路梗阻性疾病；给老年妇女适当补充雌激素；指导老年糖尿病患者正确应用降糖药。长期卧床、尿失禁的老年人会阴局部要保持清洁、干燥，尽量不用

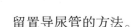

留置导尿管的方法。

（2）抗菌治疗：为避免老年人药物蓄积中毒，应选用对肾脏损害小、半衰期短的抗生素。也可根据肾功能情况，相应减少用药剂量、延长用药时间。

（三）前列腺增生症

前列腺增生是指前列腺体和间质细胞良性增生。前列腺增生症是老年男性常见疾病之一，其发病率与年龄正相关，一般男性35岁以上均有不同程度的前列腺增生，50岁以后出现临床症状，称为前列腺增生症。60岁以上发病率超过50%，80岁时几乎达到90%。增大的前列腺挤压尿道可以导致尿道梗阻症状（排尿困难、尿失禁、尿潴留等），刺激尿道引起尿道刺激性症状（尿频、夜尿增多等）。前列腺增生不仅使老年人排尿痛苦，还使其精神压力较大，严重影响了老年人的生活质量。

1. 概况　①性激素平衡失调：老年人体内性激素平衡失调是引起前列腺增生的重要原因。随着年龄的增加，前列腺腺泡内双氢睾酮含量增加，并不断刺激前列腺腺体，使之增生。②性生活过度：性生活过度使前列腺组织长期处于充血状态，以至40岁以后前列腺体逐渐增生。③饮食习惯：喜食辛辣、高脂肪、高胆固醇食物及长期饮酒、饮咖啡、浓茶等刺激性饮品，均可引起前列腺瘀血、增生。④慢性炎症刺激：尿道炎、睾丸炎等产生的有害物质和病菌长期刺激前列腺，均可引起前列腺增生。⑤其他因素：局部受凉、劳累、便秘、久走、久坐以及缺乏运动等可诱发或加重前列腺增生。

2. 特点　①起病缓慢，症状不明显：部分患前列腺增生症的老年人，尿道梗阻症状、尿道刺激症状发生很缓慢，常被误认为是老年生理现象，而延误治疗。老年前列腺增生症患者同时患有膀胱炎、膀胱结石或肾功能不全时，尿道梗阻症状、尿道刺激症状可能不明显。②症状与前列腺大小不成正比，主要决定于病变发展速度、尿道梗阻程度以及是否合并感染和结石。③易发生急性尿潴留：老年前列腺增生症患者在受凉、劳累、饮酒、摄入大量水分以及使用阿托品类药物后，较年轻人更易发生急性尿潴留。

3. 用药原则

（1）手术治疗：手术切除前列腺的增生部分是治疗前列腺增生症的理想方

法，但多数老年人年老体弱，脏器功能减退，往往同时患有多种疾病，难以承受手术治疗。老年前列腺增生症者常采用非手术疗法。

（2）药物治疗：①α 受体阻滞剂（特拉唑嗪、哌唑嗪、哈乐等）能松弛膀胱颈及前列腺平滑肌，解除尿道梗阻症状。②5α - 还原酶抑制剂（保列治等）能使增生的前列腺体积逐渐缩小，改善临床症状，安全性高，副作用小。③黄酮哌酯（泌尿灵等）能选择性松弛泌尿系统平滑肌。④中药制剂前列康、尿通等能改善前列腺症状。

（3）其他治疗：激光、前列腺支架、气囊扩张等治疗方法均适用于老年人。

（四）老年性阴道炎

老年性阴道炎（senile vaginitis）常见于绝经后的老年妇女，其患病率可高达 16.6%。

1. 概况　卵巢功能衰退，雌激素水平降低，阴道壁萎缩，黏膜变薄，上皮细胞内糖原含量减少，阴道内 pH 上升，阴道自净作用减弱，致病菌侵入、繁殖，引起阴道炎症。

2. 特点　①外阴及阴道形态改变：老年妇女不仅外阴萎缩，阴道上皮也有不同程度的萎缩、皱襞消失、平滑、菲薄，抵抗力低下，易感染。②外阴及阴道感觉改变：外阴及阴道处有烧灼感、隐痛、干涩不适、瘙痒等症状。③阴道内环境改变：阴道内 pH 值上升，阴道分泌物增多，涂片可见脓细胞或滴虫，一般无念珠菌及肿瘤细胞。④阴道壁弹性降低。

3. 用药原则　①降低阴道 pH，抑制细菌生长：每日用 1% 乳酸或 0.5% 醋酸冲洗阴道一次，冲洗后将甲硝唑或氯霉素一片放入阴道深部，10 天为一个疗程。②酌情使用雌激素，改善阴道上皮营养：每晚睡前阴道内纳入己烯雌酚片 0.125 ~ 0.25mg，7 天为一个疗程。

三、用药护理

老年人泌尿生殖系统常见的健康问题有排尿异常、社交障碍、自我形象紊乱、体液不足、体液过多、舒适的改变、个人/家庭应对无效、调节障碍等。

（一）有体液失衡的危险护理

1. 了解用药史：了解本次发病前所用药物的名称、剂量、用法、用药后反应，评估老年人和家属能否掌握所用药物的有关知识。了解是否有家族性糖尿病、高血压、心脏病等病史。

2. 血糖升高时，可予胰岛素等降糖药物纠正。

3. 护理人员要注意配合医生对老年人合理用药，了解药物间配伍禁忌，尽量减少老年人用药量和用药种类，并注意观察用药后有无肾功能恶化的情况。

4. 遵医嘱按时服药，不擅自用药。指导家属每日观察、记录老年人的神志、尿量、体重等情况，定时测量血压。

2. 定期做肾脏 B 超、肾功能、尿常规等检查，发现异常及时治疗。

（二）有感染的危险护理

1. 用药史：了解此次发病前使用抗生素情况，疗效及副作用。

2. 有些老年人对治疗方案不能理解，护理人员要及时做好解释工作，使这些老年人了解用药目的，自觉地按医嘱坚持用药。

（三）排尿异常护理

1. α 受体阻滞剂 虽然起效快，但副作用较多，如头痛、心悸、直立性低血压等。老年人血管调节功能减弱，用此药后要注意安全方面的护理（参见本书老年人低血压护理措施中的有关内容）。

2. 保列治 副作用小，但起效较迟（约 3 个月以后），停药后前列腺将恢复增生，因此需终身服药。要注意做好用药解释工作，鼓励老年人坚持服药。

（四）不舒适护理

（1）若因奇痒难忍，影响正常生活休息时，要鼓励其积极治疗，并遵医嘱给予必要的止痒药物。避免用力摩擦、抓挠，以免损伤局部皮肤、黏膜。

（2）阴道冲洗进行阴道冲洗和放药前需洗手，盆、毛巾等用具要消毒干净。老年妇女阴道壁弹性降低，进行阴道冲洗、阴道内纳入药物时动作要轻柔、缓慢，并安慰老年妇女，使其放松，减轻痛苦。

（3）坚持按医嘱用药。

（4）定期到医院进行妇科检查。

第十一章 老年期代谢与内分泌系统
常见疾病的用药护理

人体内分泌系统是一个非常复杂的系统，它主要包括下丘脑、脑垂体、甲状腺、肾上腺、性腺、胰腺等内分泌腺。内分泌腺分泌量虽然不大，但在维持人体生理代谢方面却起着很大的作用。随着人类寿命的延长，老年人代谢与内分泌系统方面的问题越来越突出，它不仅涉及面广、症状隐匿，而且多种疾病间相互影响，治疗、护理错综复杂，给护理工作带来了一定的难度。所以，护理人员不仅要了解该系统正常老化过程，还要具备一定的识别能力，才能对老年人现存的或潜在的代谢与内分泌系统方面的健康问题做出正确的评估，实施整体护理。

一、生理性变化

50岁以上老年人垂体体积逐渐缩小，组织结构呈纤维化和囊状改变，生长激素分泌减少，但促肾上腺皮质激素、促甲状腺激素分泌量随年龄变化不大。

老年人甲状腺体积逐渐缩小，有纤维化、淋巴细胞浸润和结节化现象，甲状腺素分泌减少，一般老年男性血T3水平约降低20%，老年女性血T3水平约降低10%。

肾上腺皮质和髓质细胞均减少，肾上腺重量逐渐减轻，肾上腺功能减退。

老年人胰岛萎缩，胰岛内有淀粉样物质沉积。胰岛功能减退，胰岛素释放延迟，或分泌减少。

二、常见疾病及特点

(一) 糖尿病

糖尿病是由遗传和环境因素相互作用而引起的一组代谢异常综合征。因胰岛素分泌、胰岛素作用或两者同时存在缺陷，引起碳水化合物、蛋白质、脂肪、水和电解质等的代谢紊乱，临床以慢性（长期）高血糖为主要共同特征，最严重的急性并发症是糖尿病性酮症酸中毒或糖尿病性非酮症性高渗性昏迷。长期糖尿病可引起多个系统器官的慢性并发症，导致功能衰竭，成为致残、病死的主要原因。随着生活水平的提高、人口老化及生活方式的改变，老年人糖尿病患病率不断地上升，糖尿病已成为老年人常见病、多发病。目前，老年糖尿病患者约占糖尿病患者总数的40%以上。

1. 糖尿病分成四种类型 1型糖尿病（T1DM）、2型糖尿病（T2DM）、其他特异型糖尿病和妊娠糖尿病（GDM）。老年糖尿病患者中90%以上为2型糖尿病。

2. 老年人2型糖尿病的主要病因 ①有明显的遗传基础。②危险因素：包括老龄化、高热量饮食、体力活动减少、肥胖、IGT（糖耐量减低）和IFG（空腹血糖调节受损）。IGT及IFG为糖尿病前期，代表了正常葡萄糖稳态和糖尿病高血糖之间的中间代谢状态，表明其调节（或稳态）受损，均为发生糖尿病的危险因素，也是发生心血管病的危险信号。

老年人糖尿病诊断标准同成年人。

3. 特点

（1）老年糖尿病患者代谢紊乱症状群不明显：代谢紊乱症状群指"三多一少"，即多尿、多饮、多食和体重减轻。因代谢紊乱症状群不明显，部分老年人是在围手术期化验时或健康身体检查时才发现高血糖。

（2）并发症多：老年糖尿病患者常并发感染（疖、痈、癣、真菌性阴道炎、尿路感染、肺结核等）、大血管病变（冠心病、脑卒中、肾动脉硬化、肢体动脉硬化等）、微血管病变（糖尿病肾病、糖尿病性视网膜病变、糖尿病心肌病等）、周围神经病变、糖尿病足等，在应激（感染、手术、外伤、心脑血管急症等）状态下，容易发生高渗性非酮症糖尿病昏迷等严重并发症。因老年糖尿病患者多为T2DM，体内胰岛素有一定的储备，脂肪分解相对减少，所以，不常发生酮症酸中毒。

（3）并发症严重：T2DM最严重的并发症是冠状动脉和脑血管动脉粥样硬化病变，其次是糖尿病肾病。

（4）常以并发症为首发症状：老年糖尿病患者体形偏胖，起病隐匿，往往因糖尿病并发症就医时，才被确诊为糖尿病。

（5）常以反应性低血糖为首发症状：T2DM患者进食后胰岛素分泌高峰延迟，餐后3～5小时血浆胰岛素水平不适当地升高，可引起反应性低血糖。

（6）老年人餐后2小时血糖更重要：老年人糖耐量生理性减低，其餐后2小时血糖比空腹血糖更能及时反映血糖升高情况。

（7）尿糖与血糖常不成正比：老年人并发肾小球硬化症时，肾小球滤过率降低，肾糖阈升高，尿糖与血糖往往不成正比。

（8）病死率、致残率较高：据统计，约70%的老年糖尿病患者死于心脑血管并发症。病史超过2～3年的老年糖尿病患者，约60%合并周围神经病变，主要表现为糖尿病足。WHO将糖尿病足定义为与下肢远端神经异常和不同程度的周围血管病变相关的足部（踝关节或踝关节以下的部分）感染、溃疡和深层组织破坏。糖尿病足是截肢、致残的主要原因，据统计，截肢率高达50%以上。病史超过10～15年的老年糖尿病患者，约50%以上出现视网膜病变、白内障或青光眼等，导致视力下降，甚至失明。

4. 用药原则　早期治疗、长期治疗、综合治疗、治疗措施个体化。国际糖尿病联盟（IDF）提出了糖尿病现代治疗的5个要点，分别为：饮食控制、运动疗法、血糖监测、药物治疗和糖尿病教育。

（二）甲状腺功能减退

甲状腺功能减退（简称甲减）是由各种原因导致的低甲状腺激素血症或甲状腺激素抵抗而引起的全身性低代谢综合征，其病理特征是黏多糖在组织和皮肤堆积，表现为黏液性水肿（myxedema）。老年甲减较老年甲亢更为多见，女性多于男性。

1. 概况　常由于自身免疫性甲状腺炎引起，部分患者是因手术切除或[131]I放射治疗的后遗症，碘过量、抗甲状腺药物过量也可引起老年甲减。

2. 特点　①起病隐匿：老年人甲减发病隐匿，进展缓慢。②症状不典型：老年人甲减依靠临床表现明确诊断者，只占甲减总人数的13%～24%，有30%

左右的老年甲减患者可无甲减症状。部分老年甲减患者仅表现为轻微乏力、食欲减退、嗜睡、周身发胀等非特异性症状。即使少数老年人有疲劳、抑郁、肌萎缩、便秘和皮肤干燥等比较典型的症状体征，也往往易被误认为是衰老所致，而延误治疗。③易误诊、漏诊：老年甲减易与贫血、单纯性肥胖、肾病综合征等疾病相混淆，而延误诊断。

3. 用药原则 甲状腺激素替代治疗是治疗老年甲减的基本疗法，需终身替代治疗。老年甲减患者，尤其是患有心脏病者，服用甲状腺激素时应从小剂量开始，以免因心脏负担突然增加，导致心律失常、心功能不全等严重后果。

（三）脂代谢异常

由于脂肪代谢或转运异常使血浆中一种或多种脂质高于正常称为脂代谢异常，可表现为高胆固醇血症、高甘油三酯血症或两者兼有（混合型脂代谢异常）。脂代谢异常可分为原发性脂代谢异常和继发性脂代谢异常两类：原发性脂代谢异常少见，属遗传性脂代谢紊乱疾病。继发性脂代谢异常多见，常由某些疾病（糖尿病、甲减、肾病、胆道阻塞等）、高脂饮食、饮酒、服避孕药而引起。脂代谢异常是代谢综合征（MS）的组成成分之一。代谢综合征指伴有胰岛素抵抗（IR）的一组疾病（中心性肥胖、IGT、高血压、高甘油三酯）的聚集，是发生心血管病变的危险因素。IR 是 MS 的中心环节，中心性肥胖通过影响胰岛素的敏感性参与 IR 的形成和发展。引起 MS 的原因是多方面的，主要是遗传易感性和环境因素互相作用的结果。不良的生活方式（高热量、高脂饮食、体力活动减少等）是重要的环境因素。

1. 脂代谢异常是一种富贵病 随着社会进步，生活水平的不断提高，脂代谢异常发病率越来越高。据调查，我国 18 岁以上成年人患病率为 10% 左右，60 岁以上老年人为 30% 左右，绝经后的老年妇女发病率更高。

2. 特点 ①脂代谢异常初期多数没有临床症状，但它却能直接加速全身动脉粥样硬化，隐匿地、逐渐地、进行性地损害机体。②老年人常见病（脑卒中、冠心病、心绞痛、心肌梗死、高血压、糖尿病、甲状腺功能减退、肾动脉硬化引起的肾功能不全等）与脂代谢异常密切相关。③脂代谢异常有显著的人群差异。

一般城市高于农村，老年人高于青壮年，女性高于男性，脑力劳动者高于体力劳动者，肥胖者高于正常人群，荤食者高于素食者，吸烟、饮酒者高于不吸烟、饮酒者，长期高度精神紧张者高于一般人群，有遗传基因者高于无遗传基因者。

3. 用药原则　①合理膳食、适当运动是治疗老年人脂代谢异常最重要的基本措施，应长期坚持。②药物治疗是饮食治疗及运动治疗的辅助措施。老年人经调整饮食、加强运动3~6个月后降血脂仍无效时，或已有冠心病，或虽无冠心病但血脂过高时，均需药物治疗。

三、用药护理

（一）营养失调的护理

1. 健康史　①现病史：询问有无糖尿病代谢紊乱症状群的表现，有无动脉粥样硬化、心脑血管疾病、糖尿病肾病、视力下降、周围神经病变、糖尿病足、严重感染、肺结核等并发症的相应症状。本次发病后是否用过降糖药、处理及转归情况。②心理社会评估：老年人如何评价自己目前状况，能否以平静心态对待疾病。是否有忧虑、恐惧、悲观情绪。家属对老年人的关心程度。③既往史：了解有无糖尿病、高血压、高血脂、心脑血管病史，其首次发现时间、治疗护理经过及转归情况。了解日常休息、活动量及活动耐力情况。了解平时每餐摄入量及摄入食物主要成分。④用药史：了解本次发病前曾用药物名称、剂量、用法、用药时间、效果及不良反应。尤其注意使用降糖药、胰岛素的情况。了解老年人及家属能否掌握所用药物的有关知识。⑤家族健康史：是否有家族性糖尿病、心脑血管疾病、脂代谢异常等病史。

2. 用药护理　以饮食治疗和适当的体育锻炼为基础，根据病情选用药物治疗。90%以上老年糖尿病患者经口服降糖药加控制饮食可以得到满意疗效。

（1）种类：老年糖尿病患者常用以下四类口服降糖药：①磺脲类：甲苯磺丁脲（D860）、格列本脲（优降糖）、格列齐特（达美康）、格列喹酮（糖适平）等。②双胍类：苯乙双胍（降糖灵）、二甲双胍（美迪康）、格华止等，主要通过促进外周组织对葡萄糖的摄取和利用而降低血糖，常用于治疗T2DM，是肥胖糖尿病者的第一线用药。③α‐葡萄糖苷酶抑制剂：阿卡波糖（拜糖平）等，主要通过抑制肠道α‐葡萄糖苷酶的活性，使葡萄糖吸收减少，也可作为 T2DM 第一线药物。④胰岛素增敏剂（噻唑烷二酮类）主要通过增强骨骼肌、肝脏和脂肪组织对胰岛素的敏感性，促进葡萄糖的利用和吸收，而降低血糖。

（2）方法及注意事项：口服降糖药时间与进餐时间密切相关。磺脲类药物宜餐前 30 分钟服用；双胍类药物宜餐中或餐后服用；α‐糖苷酶抑制剂宜在进餐第一口时服用；胰岛素增敏剂宜早餐前 30 分钟服用。

（3）胰岛素治疗：老年糖尿病患者有 5%～10% 需用胰岛素治疗。①按作用时间分类：胰岛素制剂可分为速（短）效、中效和长（慢）效三类。②按来源分类：动物来源胰岛素和人胰岛素。人胰岛素纯度高，不良反应少，不易产生胰岛素抗体，很少引起免疫反应，更适宜老年糖尿病患者应用。③胰岛素注射部位：皮下注射胰岛素的吸收率取决于注射的位置，腹壁吸收率最高，其次是上臂、股部和臀部。④使用人胰岛素前，先用速效动物来源胰岛素调整血糖，待血糖控制满意后再换用人胰岛素；动物来源胰岛素换用人胰岛素时，总量需减少 20%～30%；使用人胰岛素后要注意根据血糖调整胰岛素剂量。注射诺和灵 30R、诺和灵 50R、诺和灵 N 前，要来回摇动注射剂，使药物混匀，并于餐前 30 分钟内皮下注射。⑤注射胰岛素前：要询问老年糖尿病患者能否在 30 分钟内进餐，是否有食欲不佳等情况，切不可盲目注射胰岛素。⑥未使用的诺和灵制剂应存在 2～8℃ 冰箱内，使用中的诺和灵制剂不必放入冰箱。

3. 低血糖防治 低血糖比高血糖对老年人危害更大，甚至危及生命，所以，老年糖尿病患者的治疗目标是，控制血糖宁高勿低。发生低血糖时，神志清醒者可给予糖水、糖块、饼干等口服，昏迷者应及时给予 50% 葡萄糖液 60～100ml 静脉注射，切忌经口喂食，以防窒息而死亡。

4. 皮肤护理 糖尿病患者易发生皮肤感染。由于皮肤老化，老年糖尿病患者更易发生皮肤感染，加强老年糖尿病患者皮肤护理十分重要。

5. 糖尿病足护理 ①检查：每日检查足部是否有水疱、裂口、擦伤以及其他改变。②洗脚：用温水及软皂洗脚；用柔软、吸水性强的毛巾轻柔地将脚擦干，特别要擦干足趾间；将脚擦干后用羊毛脂或植物油轻轻涂擦足部；每次洗脚不要超过 10 分钟。③干燥：汗多时可用少许滑石粉放在趾间、鞋及袜中。④避免损伤：足部禁用强烈刺激性药水，如：碘酒等；慎给足部加热，严防足部烫伤；剪趾甲时注意剪平，不要过短，以防损伤足部。⑤按摩：每日从趾尖向上轻按足部多次。

6. 健康指导和行为干预

（1）T2DM 的预防：糖尿病的一级预防是避免糖尿病发病；二级预防是及早检出并有效治疗糖尿病；三级预防是延缓和（或）防治糖尿病并发症。老年人 T2DM 的预防，关键在于筛查出 IGT（糖耐量减低）人群，在 IGT 阶段进行干预处理，有可能延缓、减少向糖尿病的转变，使其保持在 IGT 或转变为正常糖耐量状态。

（2）控制饮食让老年人掌握饮食治疗的具体措施，做到根据病情有计划、有规律的按时按量进餐；提倡不吸烟、少饮酒、少吃盐。

（3）糖尿病健康教育是重要的基本措施之一。健康教育的对象包括糖尿病防治专业人员的培训、医务人员的继续教育、老年人（及其家属）和公众的卫生保健教育。对老年人和家属应耐心宣教，使其认识到糖尿病是终身疾病，治疗需持之以恒，并了解糖尿病的基础知识和治疗控制要求。

（4）运动指导：让老年人了解体育锻炼的具体要求、具体措施，防止肥胖。

（5）保护双足：向老年糖尿病患者讲清保护双足的意义，指导其不要赤足行走，以免不慎受伤；不宜穿弹性过紧的袜子，选择软底宽头的鞋。

（6）预防感染：指导老年人注意个人卫生，预防各种感染。

（7）用药护理：告诉老年糖尿病患者口服降糖药的注意事项，必要时教会他们自我注射胰岛素。

（8）警惕低血糖反应：指导老年糖尿病患者随身携带疾病卡，注明低血糖反应的表现及放糖的位置，以便发生低血糖时他人能及时救治。指导老年糖尿病患者随身备糖果、饼干等食品，以便及时纠正低血糖。

（9）自我监测：教会老年糖尿病患者自我监测血糖（SMBG）、尿糖。SMBG

是近十年来糖尿病患者管理方法的主要进展之一，应用便携式血糖计可经常观察和记录患者血糖水平，为调整药物剂量提供依据。

（10）定期复查：每2～3个月定期复查血糖，了解糖尿病病情控制程度；每年全面复查1～2次，着重了解血脂水平，心、肾、神经功能和眼底情况，以便尽早发现大血管、微血管并发症。

（二）脂代谢异常的护理

1. 用药护理 ①坚持用药：老年人脂代谢异常往往需要长期治疗，甚至终身用药才能达到治疗的目的；中途停药往往导致疾病复发。所以，要向老年人讲清楚长期用药的意义，指导他们按医嘱坚持用药，不可操之过急。老年人常用降血脂药物有以下几种。降胆固醇为主的药物：考来烯胺等。降胆固醇为主、降甘油三酯为辅的药物：洛伐他汀、普伐他汀、辛伐他汀等。降甘油三酯为主、降胆固醇为辅的药物：烟酸、烟酸肌醇酯、非诺贝特、吉非贝齐等。降甘油三酯为主的药物：多烯康等。②老年人应用降血脂药物时要注意个体化原则。根据老年人血脂异常程度、生活工作方式、合并症、药物不良反应等情况进行选择。③从小剂量开始：由于老年人器官功能衰退程度不同，对药物的敏感性也不同，应用降血脂药物需从小剂量开始，逐渐增量。

2. 防治目标 ①无动脉粥样硬化，也无冠状动脉粥样硬化性心脏病危险因子：TC（血清总胆固醇）< 5.72mmol/L（220mg/dl），TG（甘油三酯）<1.70mmol/L（150mg/dl），LDL - C（低密度脂蛋白胆固醇）< 3.64mmol/L（140mg/dl）。②无动脉粥样硬化，但有冠状动脉粥样硬化性心脏病危险因子：TC < 5.20mmol/L（200mg/dl），TG < 1.70mmol/L（150mg/dl），LDL - C < 3.12mmol/L（120mg/dl）。③有动脉粥样硬化者：TC < 4.68mmol/L（180mg/dl），TG < 1.70mmol/L（150mg/dl），LDL - C < 2.60mmol/L（100mg/dl）。

3. 医嘱用药 指导老年脂代谢异常患者坚持按医嘱用药，且用降血脂药后1～3个月复查一次血脂、肝肾功能。用药期间密切观察有无黄疸，有无尿量减少等情况，发现异常立即就诊，以便根据病情及时调整治疗方案。长年用药者，可于3～6个月复查一次。

第十二章　老年期运动系统常见疾病的用药护理

运动系统主要由骨骼、关节、骨骼肌等部分组成，在神经系统的调节和其他系统的配合下，对人体起着支持、保护和运动的作用。老年人运动系统的功能随着年龄的增长而减退，直接影响老年人的姿态和功能，给老年人带来了许多健康问题。因此，护士必须掌握老年人运动系统的生理变化和常见疾病的护理，提高老年人生活质量，保持老年人良好的运动状态和身心健康。

一、生理性变化

随着人口的老化，骨与关节损伤的发生率明显增高，现在已成为老年人的一种多发病、常见病。据统计 65 岁以上的老年人每增加 5 岁，骨折的危险增加 1 倍。众多的研究表明，老年人骨与关节系统损伤明显增高的原因是由于运动系统自身老化与退行性变，而导致了解剖上的一系列变化以及生理功能的明显衰退。

进入中老年阶段后，骨骼逐渐发生退行性变，出现骨质疏松，骨骼变脆，容易骨折。老年人因椎间盘萎缩变薄，脊柱变短弯曲易致驼背，而出现身高降低，男性 40~60 岁平均身高下降 2.3cm，女性下降 2.7cm。骨骼的退行性变与性激素分泌减少，钙质、维生素 D、蛋白质、矿物质摄取减少、吸收不良等因素有关。

老年人关节的退化是由于胶原细胞的形成减少，使关节的弹性和伸缩性降低，变化最多的是关节软骨。关节软骨纤维化、弹性减弱、滑囊僵硬，导致关节僵化。有的关节软骨周围发生骨质增生，形成骨刺，产生疼痛，致使关节活动不灵敏，运动受限。

老年期肌纤维的体积变小，数量减少，肌肉的灵活性和弹性也减弱。50 岁后，肌肉衰退速度更快。腰腿部的变化较为明显，肌肉收缩功能降低，易产生疲劳，发生腰腿酸痛。面部、颈部和背部肌肉紧张度降低，背部肌肉明显萎缩。胸部肌肉及软骨弹性减弱，导致肺扩张的容积和贮存量变小，使老年人易疲劳，患肺炎率较高。

二、常见疾病及特点

（一）老年骨质疏松症

骨质疏松症（OP）是指一种以低骨量和骨组织微结构衰败为特征，伴有骨脆性增加而易发生骨折的一种全身进展性的代谢性骨病。OP 可分为原发性和继发性两类。继发性者的原发病因明确，常由内分泌代谢疾病或全身性疾病引起。原发性者又可分为两种亚型，即Ⅰ型和Ⅱ型。Ⅰ型即绝经后骨质疏松症，发生于绝经后女性，其中多数患者的骨转换率增高，亦称高转换型 OP；Ⅱ型 OP 多见于60 岁以上的老年人，女性的发病率为男性的 2 倍以上。

1. 概况　一般认为骨质疏松的发生通常是遗传、激素、营养、生活方式和环境等因素相互影响的复杂结果。错综复杂的病因，综合起来有雌性激素的减少、降钙素的减少、钙的吸收减少、活性型维生素 D_3 的减少、运动量的减少、甲状旁腺素的增加。

2. 特点

（1）多见于绝经后妇女及 60 岁以上老年人，男女之比为 1:2。

（2）随年龄的增加，骨矿密度（BMD）或骨矿含量（BMC）逐年下降。

（3）老年男性 BMC 下降速度慢于老年女性，后者除老化因素以外还有雌激素缺乏的影响。

（4）主要表现有腰痛和肌无力，且多在夜间出现，清晨起床活动时疼痛加重；分急性疼痛和慢性疼痛。①急性疼痛：多为腰背痛，由腰椎压缩性骨折引起，可持续 2~8 周，然后逐渐消退，但有时也可演变为慢性疼痛和腰骶部不适。②慢性疼痛：多在腰背部发生，可由下列因素引起：由急性疼痛迁延至慢性；骨小梁微小骨折（CT 检查不能察知）；脊椎旁肌肉痉挛；脊髓神经根周围炎；胸椎压缩性骨折形成驼背，腰椎代偿性前突造成腰骶部不适。

（5）身材缩短，常见于锥体压缩性骨折；骨质疏松的主要并发症是骨折，

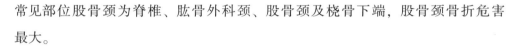

常见部位股骨颈为脊椎、肱骨外科颈、股骨颈及桡骨下端，股骨颈骨折危害最大。

3. 用药原则

（1）抑制骨转换。①酌情使用雌激素替代治疗，绝经后尤其是绝经后前 10 年妇女使用雌激素较好，尼尔雌醇 2.5mg，每月一次。②二磷酸盐可抑制破骨细胞活性，骨转换降低使骨量增加。③活性维生素 D 可促进钙在肠道吸收，应用时需定期复查血钙，以免血钙过高导致尿路结石。④降钙素可抑制破骨细胞活性，抑制骨吸收，止痛、改善活动功能，改善钙平衡，抑制骨量丢失和减少骨折的发生。

（2）刺激骨形成。①氟化物：小剂量氟（5 ~ 20mg/d）可刺激骨形成，减少骨折发生率 50%，副作用少。②合成类固醇：有防止骨量丢失、刺激骨形成的作用。

（二）老年性骨关节炎

骨关节炎是关节软骨的一种退化性病理变化和随之而产生的骨质增生的疾病。本病又称为老年性关节病、增生性关节炎、肥大性关节炎、退行性关节炎。本病为非炎性、退行性的关节疾病。

1. 本病的发生与年龄和肥胖成正比　病理特点为关节受到经常性较大压力或创伤后，其关节内软骨受滑囊液中软骨素减少和粘多糖类物质增多的影响，继发软骨软化，正常弹性消失。关节边缘和软骨下骨质出现反应性改变，关节边缘骨质增生和关节面硬化。

2. 特点　①发病年龄多在 50 岁以上，女性较男性多见，是负重关节最常见的疾病，如髋关节、膝关节、踝关节、脊柱等最多见。是影响老年人活动最常见的原因。②典型症状是关节疼痛。常于晨间发生，稍活动后症状反而减轻，但如果活动过多时，疼痛加剧。受累关节活动不灵，长时间取一种体位后，感觉关节僵硬，要经过一定时间活动后才能活动自如；活动关节时有摩擦声和喀喇声并伴有疼痛；如继发性滑膜炎，可出现关节腔积液；早期活动无明显受限，晚期由于关节变形，疼痛加剧使关节活动出现不同程度受限。③一般无全身症状，也很少发生关节畸形或造成残疾。

3. 用药原则 目前本病无特效药。常用综合治疗措施，注重减轻疼痛，保护关节功能。

（三）老年人颈椎病

颈椎病是颈椎间盘退行性变，继发椎间关节退行性变所致的脊椎、神经、血管损害而表现的症状和体征。

1. 概况 ①颈椎退行性变：由于颈椎及周围组织发生退化，颈椎僵硬或骨质增生，两个椎体之间的软组织即颈椎间盘突出，使通过颈椎的骨髓和神经根受到压迫。②姿势不当：睡眠姿势不当；长期坐位；长期低头工作者。均可引起颈椎病。③外伤：各种外伤对颈椎均有不同程度的影响，其中头颈外伤最明显。

2. 分型 颈椎病按病变的部位、范围以及不同的受压组织可出现不同症状，临床常分为颈型、神经根型、脊髓型、椎动脉型等。

3. 特点 ①颈型颈椎病：以局部软组织病变为主，多数患者因颈椎处于强迫姿势过久而发病。表现为颈痛，颈肌紧张，枕后区放射痛。晨起颈部僵硬、疼痛，表现为"落枕"症状。头颈活动时疼痛加剧，活动受限。②神经根型颈椎病：是颈椎病较常见类型，主要表现为颈肩痛伴患侧手臂及手指放射痛和麻木感，神经根压迫严重，病程较长者，还可出现肌张力减弱，手部肌肉萎缩等表现。③脊髓型颈椎病：病变呈慢性进行性发展。多数下肢行走不稳，步态蹒跚或痉挛步态，双上肢动作笨拙，不能做精细动作，四肢不自主"抽筋"及麻木。部分患者有性功能减退及排尿不畅等表现。④椎动脉型颈椎病：出现椎 – 基底动脉供血不足的症状，如头痛、头晕、记忆力减退、耳鸣、眼花、视物不清或复视等。旋转头颈时出现眩晕是本病的特点。高血压、动脉硬化患者易发生。

4. 用药原则 根据不同类型、病情轻重、病程长短选择治疗方案。对神经症状不严重或初发者可采取非手术治疗，包括牵引、颈托、手法按摩、推拿、药物、封闭、理疗。对个别长期非手术治疗无效，严重影响生活者考虑手术治疗。

（四）老年型类风湿关节炎

类风湿性关节炎是一种慢性、对称性、多发性关节炎为主的全身性疾病，可发生于婴儿以外的任何年龄。老年型类风湿关节炎，平均发病年龄在 66.9 岁。

女性发病率高于男性，其比例为 2.5∶1。

1. 概况　一般认为类风湿性关节炎是感染后引起的自身免疫反应，发病慢，病程长。基本的病理改变是骨膜炎。

2. 特点　①晨僵：表现为晨起时关节僵硬，疼痛，活动不灵，通常持续 1 小时以上，经活动后才能减轻，病情控制后可消失。②多发性和对称性：四肢大小关节均可受累，以小关节为主。老年人受侵犯的关节，其顺序是：掌指关节、膝关节、肩关节、近端指间关节、跖趾关节、踝关节和肘关节。反复发作之后，关节发生变形，甚至粘连或固定，出现不同程度的畸形。③全身症状少见：如发热、体重下降、淋巴结与肝脾肿大等较年轻人少见。④实验室检查：有贫血、血沉显著增快和类风湿因子试验阳性等。

3. 用药原则　控制炎症，缓解症状，控制病情进展，保持关节功能，防止骨质破坏和关节畸形。

（五）老年人常见骨折

骨折是指骨的连续性或完整性破坏。多数骨折由于外伤所致，称外伤性骨折。少数因骨本身的疾病所致称病理性骨折。

1. 概况　老年人骨骼有机成分少，无机成分增加，使骨的弹性及抵抗外力的能力减弱，肌肉的萎缩又使之对骨骼的保护作用降低，内分泌紊乱或某些慢性病使骨质疏松，所以轻微的外力和自身的应力即可造成老年人骨折。

2. 特点　①股骨颈骨折：指股骨头下至股骨颈基底部之间的骨折，常在跌倒或下肢突然扭转时发生，是老年人骨质疏松症的常见并发症。②桡骨下端骨折（科雷氏骨折）：骨折常发生在桡骨下端距关节面 2～3cm 处，常在跌倒手撑地面时发生，也是老年人骨质疏松症的常见并发症。③腰椎压缩性骨折（脊柱压缩性骨折）：一般发生在第十二胸椎和第二腰椎之间。常见于摔倒时臀部先落地，或腰椎外伤搬运不当时。骨折严重者可造成截瘫。多见骨质疏松症的老年女性。腰椎压缩性骨折唯一的明显症状就是疼痛，并有从中间向外放射的感觉。如不慎活动、咳嗽、打喷嚏以及用力排便时，都可使疼痛加剧。疼痛不一定局限某一特定平面，尤其在老年妇女，可见沿脊柱弥漫性疼痛，压缩的骨折椎体的棘突有明显的局部压痛和叩击痛。

三、用药护理

老年人运动系统常见健康问题主要有自理缺陷、躯体移动障碍、有受伤的危险。

（一）营养障碍的护理

1. 用药史 了解本次发病前用药情况，是否有药物过敏史和中毒史。

2. 疼痛护理

（1）急性疼痛：适当休息，服止痛剂，局部热敷，必要时穿着软式胸腰束带，或胸腰骶束带以固定背部，减轻疼痛。

（2）慢性疼痛：①理疗、红外线照射能减轻椎旁肌肉痉挛；②超声波能较准确地进行局部治疗，减轻脊髓神经根周围的炎症，从而减轻疼痛；③作腰部伸展性运动练习，如挺胸、直腰（骨折急性期不能做这些练习）、步行、温泉游泳也可缓解疼痛。

3. 预防 骨质疏松症的预防比治疗更为重要，骨矿代谢与光照、运动和食物密切相关。

（1）饮食指导：护理人员应向老年患者及家属详细讲解饮食注意事项，给予高钙、高热量、高蛋白、高维生素饮食，以改善并维持老年人的全身状况。

（2）运动指导：运动时应遵守如下原则：①力所能及，不能超负荷；②持之以恒，平均每日半小时以上；③关节和肌肉均活动，强调腰腹肌的锻炼，腕关节和肌肉活动，股骨外展等活动。

（3）骨折的预防：注意环境安全，避免跌倒（见跌倒的预防）。

（4）遵医嘱适当补充钙剂和维生素 D，以减少骨折的发生。

4. 出院指导 向老年患者讲明长期服药的必要性，并能做到长期安全服药，尽量避免药物的不良反应和副作用的发生。针对老年人的不同情况，分析可能跌倒的潜在因素，提供科学有效的护理指导，减少骨折的发生率。特别注意患有严重骨质疏松症的老年患者，要睡木板床，以防加重椎骨压缩性骨折。提倡护理工

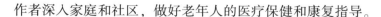

作者深入家庭和社区，做好老年人的医疗保健和康复指导。

（二）不舒适的护理

1. 用药史 了解本次发病前用药情况及疗效。

2. 特殊护理 ①局部理疗：特别是热疗可缓解关节疼痛，可以促进血液循环。用热水袋或毛巾热敷关节后，做轻度按摩可减轻肌肉痉挛，止痛效果好。②中医推拿疗法：中医推拿对减轻症状效果显著，加用活血通络中药效果尤佳。

3. 保护关节 任何一次的关节操作都可加速关节的退化过程。注意动作幅度不宜过大，以免损伤关节。纠正不良姿势，使老年人能安全、有效地完成日常活动，而不增加关节的负担和劳损。具体措施如下。

（1）手指、手腕关节的保护（适用于手腕及手指关节有炎症或变性改变者）：手拿碗、碟或其他重物时，尽量用双手而不用单手；用手掌和手腕托持，不要用手指拿着。手握持瓶、壶的把手时，前臂和手应成一直线，不要让手关节向尺侧偏屈，以免加重手指关节的负担。开瓶盖时，要用腕力（以手掌贴住瓶盖，拇指协助把持），不应只用指力。用布抹台面或抹窗时，手宜保持在正中位移动，不要向尺侧偏歪。用购物袋持重物时，应放在前臂上，不要用手指挽住受力，以减轻手指负担。持书阅读费力，可利用阅读架搁置书本。拿普通细杆笔写字，指间关节常在屈曲位用力，增加了负担，应改用粗杆笔。手休息时，宜置于伸直和正中位，不要偏歪。使用剪刀时，用减轻手指关节负担的剪刀。

（2）穿袜子时，使用穿袜器，可在髋膝不必强屈的姿势下穿上袜子。

（3）扫地时，使用长柄扫帚及垃圾铲，不必弯曲身体，保护腰椎关节；尽量能坐着工作，避免站立和弯曲，以减轻脊柱的负担；从地面拾物或提起重物时，不要直腿弯腰去拾物，正确的姿势是：先蹲下（腰背保持正直），用一手或双手拾物，然后用力蹬腿，支持身体站立起来。

（三）感觉障碍的护理

1. 健康史 ①现病史：了解老年人颈、肩疼痛的性质、持续时间、放射部位及有无压痛点等。②既往史：老年人曾经是否长年坐位尤其是伏头工作，睡眠时的姿势，是否喜好高枕、弹簧床等。

2. 身体评估 ①查体时老年患者有无颈部肌肉痉挛，当头部歪向患侧时，可出现患侧颈部上耸的表现。②上肢牵拉试验是否阳性（一手扶老年患者的患侧颈部，一手握住其手腕部，使患侧上肢外展，两手向相反方向牵拉，可出现患侧上肢放射性疼痛及麻木）。③压痛试验是否阳性（患者端坐，使头部后仰并偏向患侧，检查者站立在老年患者背后，用单手或双手掌在患者头顶部向下压，患者出现颈部疼痛并向患侧上肢和手部放射）。④颈椎 X 线摄片，显示颈椎病样改变。

3. 康复护理 ①学会颈部保健操：颈部保健操对加强颈背肌肉锻炼、改善颈椎骨关节活动功能方面有一定作用，适宜慢性期患者练习。老年人取坐位：头部转运，从右至左，又从左至右，缓慢进行。头前屈，头后仰。头右侧，眼望左上方，头左侧屈，眼望右上方。颈部保健操，每日可做 4～6 次，每次 10 分钟左右，坚持 1 个月，症状可减轻或消失。②颈牵引护理：颈椎牵引，对颈部起到制动的作用，有利于椎间盘突出的还纳，恢复颈椎椎间关节的正常列线，使椎间孔牵开，颈部肌肉松弛，椎间动脉第二、第三段的折曲缓解，还可以减轻和消除颈椎局部的创伤性反应。此装置简便，安全，可自行操作。一般采用枕颌带式和充气式支架，可根据各自不同情况选择坐位、平卧位或半坐卧位，牵引重量 1.5～2kg，每日 1～2 次，每次 20～30 分钟，1～2 周为一疗程。

（四）自理能力缺陷的护理

1. 用药史 发病前老年人用药情况，是否有药物过敏史及药物中毒史。老年人是否有类风湿性关节炎病阳性家族史。

2. 一般护理 ①急性发作期，既要卧床休息，又要注意主动翻身，以防止压疮和静脉血栓形成。②首选非甾体类抗炎药，可减轻疼痛。指导患者正确用药，此类药物对胃肠道有刺激，宜饭后服用。注意防止对止痛药的依赖。③急性后期要加强关节的功能锻炼，以恢复关节功能，防止肌肉萎缩，减少畸形。运动量以能耐受的限度为宜。功能锻炼最好与理疗一起进行，增强效果。理疗可以减轻关节炎症状，增加局部血液循环，使肌肉松弛，达到消炎、去肿、止痛作用，并可防止与纠正畸形。

3. 特殊护理 ①关节腔内药物注射。在急性发作期，可采用关节内直接注射类固醇药物，但注射时要注意无菌技术操作，以防止关节内感染。②滑膜切除术。对关节内尚无严重破坏的活动性类风湿滑膜炎，可行滑膜切除及术后早期的功能锻炼。

4. 指导药物的服用方法及注意事项　①不能随便停药、更换药物、增减药物用量。②要告知老年人及家属，休息、治疗和体育锻炼三者兼顾的重要性，并根据老年人的情况，具体指导其关节的功能锻炼，遵医嘱定期门诊复查。

（五）躯体移动障碍的护理

1. 一般护理　①饮食护理：长期卧床的老年人肠蠕动减少，易并发便秘，应给富有营养、易消化的食物，多吃水果、蔬菜。②多饮水：长期卧床骨骼废用性脱钙使血钙和尿钙增高易并发结石，故应多饮水。③预防肺部感染：应鼓励老年人深呼吸、有效咳嗽以促进肺部扩张。③皮肤护理：护士应在不影响骨折整复的情况下按时翻身，并按摩受压局部皮肤，预防压疮。

2. 康复护理　①皮肤牵引的护理：检查绷带是否适度，胶布两侧力量是否均匀，胶布粘贴处有无水疱。②骨牵引的护理：注意伤肢与长轴应处在一条直线上，绳结要牢固，滑轮要灵活，重锤应悬空，牵引处皮肤周围创口用乙醇消毒，每日一次，加盖无菌敷料。③预防功能障碍：由于长期卧床，易并发肌肉萎缩、关节僵硬或挛缩及废用性骨质疏松，护士应协助老年人尽早进行患肢的功能锻炼。

骨折功能锻炼的程序

骨折早期（骨折 1～2 周），主要是使患肢肌肉做舒缩活动。骨折部上、下关节暂不活动，身体其他各部关节均可进行功能锻炼。

骨折中期（骨折 2～3 周后），继续进行患肢肌肉的舒缩活动，在健肢或医护人员的帮助下逐步活动骨折上、下关节。动作应缓慢，活动范围由小到大。逐渐增加活动次数，加大运动幅度和力量。

骨折后期（6～8 周骨折接近愈合），主要加强患肢关节的主动活动锻炼，增强肌力，防止关节病变，使各关节能尽快恢复正常功能。肢体瘫痪的患者要做关节的被动活动。

第十三章　老年期神经系统常见疾病的用药护理

神经系统在体内起着管理、支配和调节其他各系统、各器官的功能。随着老化的进程，神经系统功能也发生了一系列的变化，如神经细胞的数量减少，脑重量的逐步减轻，神经细胞中脂褐质的色素沉积，出现少量神经缠结，神经递质如多巴胺、胆碱能水平的降低与功能改变，使老年人出现躯体活动障碍、思维过程改变、语言沟通障碍、睡眠形态紊乱等一系列问题。

一、生理性变化

老年人神经系统的退化，给老年人带来许多健康问题，例如记忆力减退、健忘、不自主运动、脑动脉硬化、语言及社会沟通能力下降、生活不能自理等。老年人神经系统的生理性老化和变化，主要包括以下几个方面。

脑细胞减少与脑萎缩：正常人大脑约有 140 亿个神经细胞，经常活动和运用的神经细胞占 10% ~ 20%。60 岁以后神经细胞萎缩死亡，每天约减少 10 万。70 ~ 90 岁的老年人，大脑神经细胞比年轻时减少 20% ~ 45%。脑神经细胞减少使大脑皮层萎缩，体积缩小，脑重量减轻，脑回变平，脑沟增宽，脑室容量也随之增大；脑 CT 显示脑萎缩和脑室扩大征象。随着年龄的增长，萎缩的速度不断加快，从 25 岁到 70 岁，全脑重量平均减少 10%。

老年斑是退化变性的神经轴突围绕其淀粉样蛋白的核心所组成，用银染色淀粉样物质成分呈嗜银性斑块，是神经细胞的崩溃部分形成的为 15 ~ 200μm 大小的球形斑块。60 岁以后，老年斑就逐渐在大脑中堆集起来，大部分在大脑皮层，也可见于杏仁核等灰质中。这些斑块使神经细胞传递及接收信息的能力下降，老年斑的多少常与智能衰退程度相关；脂褐质是神经细胞中呈褐色的色素。人的脂褐质约从 8 岁开始出现，以后随着年龄增加而增多，它是含有蛋白质和高浓度中性和酸性的类脂多聚物，是酸溶性物质。由于细胞不能将其排除出去，可影响细胞内的合成代谢，从而影响神经细胞的功能与生存。脂褐质增加到一定程度会导致细胞萎缩和死亡。神经纤维缠结是由大量致密的神经元丝组成。这些缠结的神经纤维沉积于神经细胞的胞体内，随着年龄的增长逐渐增加，55～60岁时发生率可达43%，90岁时可达90%，海马区神经细胞内缠结最多。神经纤维缠结量过多时可引起阿尔茨海默病。

老年人大脑内某些中枢神经递质减少。儿茶酚胺类递质如肾上腺素、去甲肾上腺素和多巴胺含量减少，可导致老年人睡眠障碍、精神抑郁、表情淡漠、动作缓慢、运动震颤。乙酰胆碱含量与活性也同时下降，出现功能紊乱，可导致衰老时记忆和认知功能的衰退。

老年人脑血流量比年轻时下降17%，神经细胞中的核糖核酸在50岁后明显减少。脑电图基本节律变慢（7～9Hz），有弥漫性或局灶性δ节律。轴突运动和感觉神经传导速度也减慢，神经兴奋性差，对外界反应迟钝，动作协调性不够，注意力不集中。近期记忆力减退，为逻辑记忆所代偿，远期记忆和高水平的智力活动保留较久。触觉、听觉、嗅觉、味觉等功能伴随老化也日渐降低，因人而异，有所不同。

二、常见疾病及特点

（一）老年痴呆

老年性痴呆是由于脑部退行性病变所引起的痴呆，又称阿尔茨海默病，是严重危害老年人健康的疾病之一。

1. 概况　①高龄：是脑组织退行性病变唯一的明确的危险因素。②遗传因素：25%～40%的病例有家族史，呈常染色体显性遗传（Down's综合征）。③社会心理因素：老年人如果无所事事，不善用脑，心情抑郁，意志薄弱，缺乏进取心，出现智力减退现象。④疾病因素：老年人常见的心身疾病较多，如高血压、冠心病、糖尿病、神经精神疾病、感染、免疫系统衰退、甲状腺疾病史及脑外伤史等。⑤中毒：老年性痴呆患者脑中铝和硅的含量增高，可能导致神经元纤维缠结及老年斑的异常蛋白质沉积。⑥出生时父母年龄：出生时父母年龄在40岁以上者，患AD的危险性增加。⑦不良生活习惯：饮酒、吸烟及药物滥用。⑧其他：重大生活事件的积累、受教育程度等。

2. 特点 ①记忆力障碍：为早期最突出的症状。患者进行性智能减退，尤其是记忆障碍最为显著，先出现近期遗忘，不能记住和学习新事物、新知识。以后远期记忆也受损，不能回忆既往发生的重大事件。可出现虚构。②认知障碍：抽象思维受损，对日常生活的理解和判断发生困难；计算亦有障碍，注意力涣散，丧失工作和生活能力，也可出现失认症。③言语障碍：出现各种类型失语症，较早出现的是措辞困难，词汇量减少，说话词不达意、刻板、冗赘。可出现命名障碍，先是说不出少见物品的名字，后涉及日常用品。④定向障碍：时间、人物、地点定向均可受损。不知现在何年何月，不认识家人，找不到自己住的房间，外出后易走失。⑤人格和行为改变：痴呆老年人的性格与病前判若两人，往往变得主观、固执、狭隘、自私、任性；不修边幅、不知整洁、当众便溺等。行为退缩，情感淡漠。还可能有多疑或片断被害、被窃和疑病妄想或幻听等精神症状。

3. 用药原则 目前无特效的药物，重点在于预防和护理，以延缓老年性痴呆的进程和维持原有的脑部功能，并重视个别症状的药物治疗。

（二）睡眠障碍

睡眠障碍是指睡眠的质量出现异常。如睡眠缺少或睡眠过多，有时出现如梦游、梦话、夜惊等症状，是老年人常见的症状之一。睡眠具有两种不同的时相状态。老年人因此无法扮演正常生活中的角色。

1. 概况 ①环境的改变：老年人对外界环境的变化比较敏感，喜欢自己习惯的环境。如果改变他们的居所或床饰，可使他们整夜不眠，并易受声音、光线等刺激。②生理病理因素：多因年老体弱，大脑皮质功能减退，新陈代谢减慢及体力活动减少，影响正常的睡眠过程。许多老年病可以引起失眠，如脑动脉硬化症、原发性高血压、老年性慢性支气管炎、心脏疾病、夜尿增加等。③心理、社会因素：情绪的急剧变化（如过分悲伤、激动、高兴）或情绪上的疾病可导致睡眠障碍。如老年期抑郁症最易引起以早醒为特征的睡眠障碍。④生活方式改变：有些老年人的睡眠障碍实际上是由他们不良的生活方式所引起的。如白天睡得过多引起夜间失眠；睡前饮用咖啡、浓茶等刺激性饮料，兴奋中枢神经系统；晚餐吃得过饱或白天活动太少等。⑤药物所致的失眠：如服降压药、利尿药、激素、支气管扩张剂等。

2. 特点 ①睡眠时间缩短：睡眠时间随年龄的增加而缩短，一般夜间睡 5 ~ 7 小时，而白天打瞌睡或午睡时间长。②睡眠浅，夜间易醒：老年人一夜要醒两次以上，故连续睡眠时间较短。夜间多次觉醒的老年人，醒后常感疲乏，整日精神不振，昏昏欲睡。③入睡困难或容易早醒：老年人有入睡困难或容易早醒，上床 2 小时以后未能入睡或凌晨 4 时左右便醒来就不能再睡，常感睡眠不好。④主观性失眠：老年人实际睡眠很好，但他们醒后坚持说自己没有睡好。其主要原因是睡眠浅，做梦多，醒来后存在没有睡着的感觉。

3. 用药原则 养成良好的睡眠习惯，去除干扰因素，进行睡眠训练，停用易引起睡眠障碍的药物，治疗原发疾病（如心力衰竭、肺气肿、内分泌疾病、抑郁症等）。

（三）老年人抑郁症

老年人抑郁症是发生于老年期，以显著的情感障碍为临床特征，并伴有相应的思维和行为改变的疾病。

1. 概况 ①疾病：据 WHO 统计，患有各种老年病的老年人其发病率达 50%。②不愉快的经历：曾经受过多种身心创伤和刺激。③失落感：感到自己的地位、能力、健康状况、经济等各方面都不如过去，感到失落。④孤独、寂寞：丧偶、子女分居、住房搬迁，离开熟悉的环境，搬进新的房舍感到陌生或狭小。与外界隔绝，缺乏与他人交往，内心空虚。⑤社会因素：不尊重或虐待老年人的现象，使老年人产生消极心理。

2. 特点 ①情绪低落，终日愁眉苦脸，唉声叹气，兴趣索然，对家庭、亲人丧失信心。②思维活动减慢，自觉大脑迟钝，思路闭塞，记忆力大减，处理事情无所适从。③语言动作减少，话少声低，甚至缄默不语。常有消极观念，终日卧床不起，不愿与人交往。

3. 用药原则 ①心理治疗：结合患者的个性特点，进行心理疏导。②正确使用药物：心理治疗无效或病情严重者，在医生的指导下，适当服用抗抑郁药物。

（四）脑血管意外

脑血管意外是一组由于脑部血管病变所致的脑局部血液循环障碍性疾病，是老年期发病率高、死亡率高、致残率高的一种脑部疾病，是目前人类最常见的死亡原因之一。

1. 病因 脑卒中在发生之前，体内已存在着各种引起本病的病理变化，约半数有明确的病因。①原发性高血压：是发生脑卒中的最危险因素。包括高血压脑病、高血压危象。值得注意的是，血压降低了原来的 35% 以上时也有可能发生脑卒中。②脑血管壁有关的疾病：特别是脑动脉粥样硬化容易引起脑卒中，其次为各种性质的动脉炎、脑动脉瘤及血管畸形。③糖尿病、脂代谢异常，使血液黏滞性发生改变。血液的黏滞性越高，血液在血管中的流动越慢，越易形成血栓。④心脏疾病：如风湿性心脏病、心房纤维颤动、传导阻滞、冠心病、心力衰竭等，都可能引起脑卒中。

2. 分类 脑血管意外分出血性、缺血性两大类。

3. 特点 老年人突然偏瘫、失语、头痛、呕吐，并出现不同程度的意识障碍。①脑梗死：可能有前驱的短暂性脑缺血发作。常在安静休息或晨间醒后出现。症状在几小时或较长时间内逐渐加重。意识清楚，而偏瘫、失语等局灶性神经功能缺失比较明显。常伴有高血压、糖尿病等。脑脊液清澈，压力不高。②脑出血：常在体力活动或情绪激动时发病。发病时常有反复呕吐和头痛。突然起病，病情进展迅速，常有意识障碍和局灶性神经体征。有高血压动脉硬化病史。血性脑脊液。CT、MRI 可明确诊断。

4. 诱因 凡影响血压或脑血管血流灌注的各种原因都可成为诱因：①过度劳累；②情绪激动；③负重、排便用力等；④突然的体位改变；⑤饱餐和饮酒；⑥寒冷或气温突然下降；⑦看情节紧张、激烈的影视节目；⑧性生活不当；⑨其他疾病（如高血压、动脉硬化）等，其中以过度疲劳和情绪激动最为常见。

5. 用药原则 治疗原发病，改善微循环，控制脑水肿，预防并发症，促进脑神经功能的恢复。

三、用药护理

老年人神经系统常见健康问题主要有认知障碍、思维过程改变、精神困扰、自理缺陷、语言沟通障碍、睡眠形态紊乱、家庭应对无效等。

（一）认知障碍的护理

1. 用药史 本次发病前用药情况，尤其要注意是否有药物中毒史。老年患

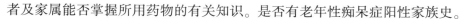

者及家属能否掌握所用药物的有关知识。是否有老年性痴呆症阳性家族史。

2. 重视脑营养 对大脑起决定性作用的是营养，营养失衡可使大脑产生缺陷。①脑细胞的60%由脂质组成，含脂质的健脑食物有核桃、花生、葵花子、南瓜子、芝麻、大豆、蛋黄、鱼类、牛肉、羊肉、猪肉等。②蛋白质也是脑细胞的重要组成成分。低蛋白膳食可造成大脑结构异常、行动迟缓、记忆力下降。含有蛋白质的健脑食物有鱼类、蛋类、大豆及其制品、动物瘦肉等。③糖是脑神经细胞唯一的能源，长期低血糖可使脑细胞发生不可逆的变化。④指导老年人服用抗氧化剂或含维生素 E、维生素 C、维生素 A 和微量元素锌、镁、磷丰富的食品，可减少脑细胞的代谢产物如脂褐素的产生。

（二）睡眠障碍的护理

1. 用药史 了解老年人以往用药情况，是否有这些药物中毒史。老年患者及家属能否掌握所用药物的有关知识。有无睡眠障碍阳性家族史。

2. 一般护理 如有身体不适或疼痛，应遵医嘱给药，摆放舒适的体位。根据患者习惯，睡前可听轻音乐，可阅读娱乐性读物。

（三）躯体移动障碍的护理

1. 用药史 了解以往用药情况，是否有药物中毒史。了解老年人有无高血压、糖尿病等家族史。

2. 预防 ①积极防治高血压、脂代谢异常、糖尿病和动脉硬化。②建立合理的饮食习惯，通过饮食的调节来降低血脂。饮食以低脂、低胆固醇、低盐、高蛋白、高维生素为宜。③经常保持适当的活动，以促进血液循环和新陈代谢。④戒烟限酒。大量吸烟、饮酒均容易引起脑血管疾病及脑血管意外。

第十四章　老年期感官系统常见疾病的用药护理

感觉器官是机体产生感觉和知觉的重要器官。由于感觉器官的老化和疾病，使得机体对内外环境刺激的反应能力下降，不仅会对老年人的个人安全、生活质量、社会交往和健康造成不同程度的影响，而且对家庭和社会也可产生不好的影响。因此，重视和开展老年人感官系统的保健护理工作是非常重要的。

一、生理性变化

（一）视觉的变化

1. 角膜　原为一透明体，随着老化，角膜表面的微绒毛显著减少，导致角膜上皮干燥和角膜透明度减低。角膜变平，导致屈光的改变。如年轻时有近视，老年时反而成为正视。此外，角膜老化，边缘可形成灰白色环状类脂质沉积，称老年环。

2. 结膜　由于血管硬化变脆，老年人容易发生结膜下出血。

3. 虹膜　弹性减退，变硬，导致瞳孔变小，对光反应不灵敏。

4. 晶体　原为富有弹性的透明体。老年人晶体弹性明显降低，晶体调节和聚集功能逐渐减退，视近物或细小的物体发生困难产生老花。晶体中非水溶性蛋白质逐渐增多，致使晶体的透光度减弱。部分老年人晶体变混浊，发生白内障。晶体悬韧带张力降低，晶体前移，有可能使前房角狭窄者房角关闭，影响房水的回流，致眼内压升高，引起青光眼。

5. 玻璃体　玻璃体的老化主要表现为液化和后脱离，由于老年期瞳孔括约肌张力相对增强，使瞳孔始终处于缩小状态，对光线的利用率下降。而 60 岁后的视野明显缩小，因小瞳孔使进入眼内的光线减少，老年人可能主诉视物不甚明亮，当来到室外时往往感觉耀眼；或从明亮环境转入暗处时，感觉视物有困难，还可出现中心视力损害甚至失明。

6. 视网膜 可出现眼底动脉硬化，脉络膜变厚，视网膜变薄，其外周部分出现萎缩。对高血压或糖尿病的老年人，易引起出血或血管阻塞。

7. 泪器 老年人的泪腺萎缩，使眼泪减少，眼睛发干。泪管周围的肌肉、皮肤弹性均减弱，收缩力差，不能将泪液很好的收入泪管，有不少老年人常有流泪现象。

8. 色觉 不能对所有的颜色有同样的色觉，对红、橙、黄色的色觉较好，对蓝、绿、紫色的分辨力较差。

此外，老年人对分辨远近物体的相对距离（深度视觉）的能力下降，不能正确判断台阶的准确高度，上下楼时易摔倒，出现意外。

（二）听觉的改变

1. 传音性耳聋 老年人的听力随着年龄增长而减退，中耳的任何部位可能变硬或萎缩，造成传音性耳聋。

2. 重听 鼓膜和前庭窗上的膜变厚、变硬，失去弹性。耳蜗管萎缩，内淋巴畸变，螺旋神经节萎缩，以致老年人对高频音的听力衰减，造成老年人在沟通时的困难，而渐渐的一些中、低频率的声音会受到影响，此称为老年性重听，在50岁以后变得较明显。

3. 中耳的耳垢嵌塞 老年人的耳垢稠厚，含有高角质素，不宜软化，堆积阻塞造成传导性听力逐渐丧失。

（三）味觉和嗅觉的改变

1. 味觉 ①味觉减退：随着年龄的增长，味蕾逐步萎缩，数量减少，功能亦减退。长期吸烟饮酒会抑制味觉，使味蕾对食物的敏感性降低，往往要在烹饪时增加食盐或糖的数量。②唾液腺：老年人口腔黏膜细胞和唾液腺逐渐萎缩，唾液分泌减少，且活动量减少，机体代谢速度减缓，可造成食欲减退。

2. 嗅觉 嗅神经数量随年龄增长而减少、萎缩和变性。50岁以后，嗅觉开始变得迟钝，对气味的分辨力下降，尤其男性减退明显。由于嗅觉在味觉上扮演重要的角色，故可能会影响食欲。此外，嗅觉丧失也会对一些有害气体、变质的食物等敏感度降低，使老年人不太能辨别危险的处境。

（四）本体觉的改变

40岁以后触觉小体数量减少，60岁以后触觉小体和表皮的连接松懈，使触觉敏感性下降，阈值升高。由于神经细胞缺失，神经传导速度减慢，对温觉、痛觉的敏感性降低，对伤害性刺激反应不敏感，对烫伤、冻伤、刺伤、撞伤、内脏病变所引起的疼痛反应迟钝。在行走中，对路况及台阶深浅不能做出精确判断，易造成跌伤。

二、常见疾病及特点

（一）老年性白内障

老年性白内障指中年以上因晶体逐渐变性混浊引起的视功能障碍。多发于50 岁以上人群，随着年龄的增长发生率增加，50～60 岁老年人中发生率为60%～70%，70 岁以上老年人发生率在80%以上。世界卫生组织宣布，白内障致盲居各种眼病的首位，全球白内障盲人约1700 万。我国现有白内障盲人400 万，其中绝大部分是老年人。

1. 概况　①晶状体老化：随着年龄增大，晶状体逐渐变硬和浑浊，眼的晶状体营养代谢障碍，内分泌紊乱引起晶状体蛋白变性。②物理因素：日光中的紫外线辐射对晶状体的损伤。阳光中的紫外线对眼的损害作用较严重，老年性白内障的发病原因与紫外线的长期慢性损害密切相关。晶状体较其他眼组织更能吸收长波紫外线（300～400nm），产生光化学作用，导致晶状体和房水中活性氧的产生，损害晶状体，使蛋白变性凝固，导致黄色或棕色核性白内障或是黑内障的发生。③维生素及微量元素缺乏：老年人晶体内维生素 B_2、维生素 C、维生素 E 及微量元素硒、锌缺乏及谷胱甘肽等营养物质含量的不足，导致晶状体内氧自由基含量增加。④其他：与遗传、全身疾病（如糖尿病、甲状腺功能减退、严重脱水、中毒）等有关。

2. 特点　①典型症状：无痛性视力下降，眼前有固定不动的黑点。依据晶状体浑浊的部位不同，可有单眼复视或多视，即用一眼看远处物体时可同时出现两个或多个叠影；视力模糊，进行性视力下降。②分类：老年性白内障按发生部位的不同分为皮质型、核型、囊下型三类。临床上以皮质型和核型多见。

3. 用药原则　老年性白内障早期应在医师指导下服用维生素 C、维生素 E。经常用吡诺克辛（卡他灵）等眼药水滴眼，以延缓白内障的进展。中后期老年性白内障以手术治疗为最有效的治疗方法。

（二）老年性青光眼

青光眼是以眼压升高为主要特征的眼病。持续病理性高眼压压迫视网膜、视神经和血管，常引起视神经萎缩、视野缺损，是老年人重要的致盲性眼病之一。青光眼的早期诊断及治疗十分重要。

1. 概况　①生理老化：老年人随着年龄增长，晶状体的体积不断扩大，弹性降低而变硬，晶体悬韧带张力降低，易致晶体前移，使前房角狭窄者房角关闭，影响房水的回流，致眼内压升高；同时累及视神经且使之逐渐发生萎缩，因而老年人容易发生青光眼。②诱因：情绪激动、精神创伤、过度劳累、气候突变以及暴饮暴食等。

2. 分类　青光眼最常见的有两种类型：原发性闭角型青光眼（PACG）和开角型青光眼（POAG），老年人好发闭角型青光眼。

3. 特点　闭角型青光眼多见于 50 岁以上的老年人，女性更常见，男女之比为 1:2，发病高峰在 61～71 岁。临床表现为突发性的眼压急剧升高，剧烈的眼痛伴同侧头痛，有虹视现象或视力明显下降；眼球充血、水肿、伴有恶心、呕吐；指测眼球坚硬如石。发作前多有诱因，如情绪激动、疲乏等。

4. 用药原则　①急性闭角型青光眼的基本治疗是手术，治疗术前以缩瞳剂、碳酸酐酶制剂和高渗剂降低眼压及缩小瞳孔、开放房角。②禁用阿托品、肾上腺素及颠茄类药物，以免瞳孔散大，睫状肌麻痹和扩张致眼压升高。

（三）老年性耳聋

随着年龄的增长，听觉器官逐渐老化而引起听力减退，称之为老年性耳聋。这种耳聋多在 40 岁以后开始出现。听觉器官老化，耳蜗底末端数毫米的高频区螺旋器感觉上皮及其相关的神经萎缩，所以老年性耳聋首先表现为高频音调听力减退。这种单纯因老龄化引起的耳聋为生理性耳聋，随着内耳变化的严重程度，发生语言听力丧失，使患者与人交谈困难。为防止出现上述情况要做好老年性耳聋的预防和护理。

1. 概况　①老年性耳聋主要原因是听觉器官的退化所致。②老年疾病：老年性疾病如高血压、冠心病、脑动脉硬化、糖尿病等均可促使听觉感受器和（或）蜗后听神经系统受损，是加速老年性耳聋的因素。③其他因素：遗传、饮食、环境、噪音、精神压力、代谢紊乱、多年吸烟饮酒和使用对耳有毒性的药物。

2. 特点 ①听力下降：60岁以上出现原因不明的双侧对称性听力下降，以高频听力下降为主。②"语言识别力"差：许多老年人常出现"打岔"现象。③"重听现象"：即低音听不见，高音又感觉刺耳难受。④常伴有耳鸣：开始为间歇性，渐渐发展呈持续性，夜深人静时更明显，常影响老年人的睡眠。

3. 用药原则 主要是保护听力。①老年人内耳微循环功能差。因此，应避免噪声和中毒性药物等有害物质的影响。②积极治疗和预防高血压、动脉硬化、糖尿病等。③给予扩血管药及补充微量元素。上述治疗无明显疗效时应考虑为老年人选配合适的助听器。

（四）糖尿病视网膜病变

糖尿病视网膜病变是糖尿病重要的并发症之一，也是老年人致盲的重要眼病之一。主要症状为视力下降，最终因玻璃体反复出血并发视网膜脱离而失明。治疗主要靠预防和治疗糖尿病以治疗糖尿病视网膜病变。

三、用药护理

老年人感觉系统常见的健康问题有视力下降、舒适的改变或疼痛、听力下降、自理能力下降或缺陷、恐惧、焦虑、自我保护能力受限、有受伤的危险等。

（一）视力下降的护理

详细向患者介绍正确的滴眼药方法。用示指和拇指分开眼睑，嘱患者眼睛向上看，将眼药水滴在下穹窿内。闭眼后，再用示指和拇指提起上眼睑，使眼药水均匀地分布在整个结膜腔内。滴药时注意滴管不可触及角膜。每种眼药水在使用前均要了解其性能、维持时间、适应证和禁忌证，检查有无混浊、沉淀，是否超过有效期。平时应多备一瓶眼药水以便常用药水遗失后使用。

（二）不舒适的护理

1. 眼部的评估 触诊眼球的坚实度：指导老年人闭上双眼，眼睛向下看，将示指指尖放在上眼睑巩膜上方，轻轻触压。正常情况下感觉到眼球坚实且对称。眼压测定：正常值应为10～20mmHg（1.36～2.7kPa），开角型青光眼眼压通常>21mmHg。部分患者眼压>21mmHg，却无视神经损害及视野缺损，则为高眼压症。

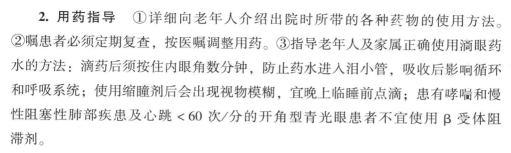

2. 用药指导 ①详细向老年人介绍出院时所带的各种药物的使用方法。②嘱患者必须定期复查，按医嘱调整用药。③指导老年人及家属正确使用滴眼药水的方法：滴药后须按住内眼角数分钟，防止药水进入泪小管，吸收后影响循环和呼吸系统；使用缩瞳剂后会出现视物模糊，宜晚上临睡前点滴；患有哮喘和慢性阻塞性肺部疾患及心跳＜60 次/分的开角型青光眼患者不宜使用 β 受体阻滞剂。

（三）听力下降的护理

1. 用药史 了解是否用过耳毒性的药物，如氨基糖苷类抗生素等。

2. 用药指导 ①改善内耳微循环：如地巴唑、阿米三嗪（都可喜）、复方丹参片等。②维生素类药物：维生素 A、E 及 B 类，补充微量元素如铁、锌等。慢性锌缺乏症者可以给予每天正常需要量的 6～10 倍，连续口服 3～6 个月。常用的制剂有硫酸锌和天门冬氨酸锌。③中医药治疗，如内服益气汤等。

3. 慎用或不用有耳毒性的药物，特别是氨基糖苷类抗生素。

参 考 文 献

［1］专家委员会医学临床三基训练技能图解－护士分册．北京：中国医药科技出版社，2016.

［2］陈长香．老年护理学．北京：清华大学出版社，2006.

［3］夏晓萍．老年护理学．北京：人民卫生出版社，2004.

［4］彭幼．护理学导论．北京：人民卫生出版社，2004.

［5］杨秉辉．全科医学概论．北京：人民卫生出版社，2004.